Ayurveda

Heilen, Abnehmen und Endgiften. Mit Ayurveda zu einem neuen Wohlbefinden.

Gil Schwarz

Inhaltsverzeichnis

Einleitung 1

Kapitel 1: Was ist Ayurveda? 3

Kapitel 2. Heilen mit Ayurveda 8

Kapitel 3: Die ayurvedische Ernährungslehre 22

Kapitel 4: Der Stoffwechsel und seine Bedeutung in der
ayurvedischen Lehre 26

Kapitel 5: Abnehmen mit Ayurveda 30

Kapitel 6: Rezepte 36

Kapitel 7: Ayurvedische Massagen und ihre Bedeutung für die
Gesundheit 41

Kapitel 8: Ayurvedische Psychologie, Yoga und Meditation 44

Kapitel 9: Pflanzenmedizin im Ayurveda 51

Kapitel 10: Welche Vorurteile oder Kritiken an Ayurveda
gibt es aus westlicher Sicht und sind diese berechtigt? 61

Schlussgedanken 64

Einleitung

Im Ayurveda begegnet uns eine sehr alte traditionelle Heilkunst, die in Indien beheimatet ist. Ansichten, Methoden und Erklärungsmodelle dieser Lehre von gesundem Leben gibt es in Europa so erst einmal (noch) nicht. Deshalb gilt Ayurveda bei Fachleuten in Europa weder als eine wissenschaftliche, noch als eine nachgewiesen wirksame Methode, sondern bestenfalls als „Alternativmedizin". Aber im Wellnessbereich, in dem inzwischen nicht wenige Menschen alternativen Rat und Hilfe suchen, ist Ayurveda angekommen. Das ist nicht ganz unproblematisch. Der interessierte Mensch sucht wahrscheinlich nach Lösungen für bestehende Probleme und weiß nicht genau, was er von Ayurveda zu halten hat.

Und der Zuordnung zum Wellnessbereich wird Ayurveda sicher nicht gerecht. Aber kann diese Heilkunst wirklich heilen oder ist das so etwas Esoterisches, dem er besser mit gesundem Misstrauen begegnet? Bietet Ayurveda dem heutigen Menschen etwas, das er vermisst und braucht? Die Medizin im Westen ist heute sehr weit entwickelt, aber trotzdem nehmen sogenannte „Zivilisationskrankheiten und Umwelterkrankungen" explosionsartig zu.

Kann Ayurveda gerade dem modernen westlichen Menschen Lösungen bieten für die gesundheitlichen Probleme, welche die westliche Medizin eben nicht heilen, sondern nur verwalten kann? Kann Ayurveda wirklich Anleitungen zum gesunden Leben bieten? Es gibt inzwischen auch im Westen Möglichkeiten, seriöse Ayurveda-Ausbildungen zu machen und so Schulmedizin und Ayurveda zu verbinden. Und im Internet sind viele Informationen veröffentlicht, die der Nutzer möglicherweise zu seinem Vorteil in sein Leben aufnehmen kann. Zum Beispiel die gesunde, ayurvedische Ernährung oder Meditationsübungen oder Erkenntnisse der Pflanzenheilkunde. Hier muss sich jeder selbst informieren und selbst entscheiden. Der folgende Artikel soll Ayurveda vorstellen und dem Leser einen ersten Überblick geben.

Kapitel 1: Was ist Ayurveda?

Begriffsklärung

Unter Ayurveda sind die traditionelle, Tausende Jahre alte indische Heilkunst mit dem medizinischen System, das sich dort entwickelt hat, und das Wissen um gesunde Lebensführung zu verstehen. Das Wort Ayurveda bedeutet „Wissen vom Leben", Lebensweisheit oder Lebenswissenschaft. Es leitet sich ab, von „Ayus" das Leben und „Veda" das Wissen oder die Wissenschaft. Und so bedeutet Ayurveda sinngemäß: *„Die Wissenschaft von einem langen und gesunden Leben."* Allein von dieser Bezeichnung lässt sich schon ablesen, dass Ayurveda umfassender gemeint ist, als die häufig übliche, heutige, westliche Krankenbehandlung. Zu Ayurveda gehören neben traditioneller Medizin und Pflanzenheilkunde, neben Reinigungs- und Massagetechniken und einer spirituellen Yogapraxis auch eine Lehre von der gesunden, förderlichen Lebensweise und eine Lehre von einer gesunden, für den Menschen bekömmlichen Ernährung.

Somit ist Ayurveda die älteste bekannte ganzheitliche Sicht von gesunder Lebensführung und Heilung, eine Mischung aus philosophischen Werten und praktischen Erfahrungen. Das heißt, dass Ayurveda nicht nur Gesundheit und Krankheit des Körpers beobachtet und Symptome behandelt, sondern sich auch mit der emotionalen, mentalen und spirituellen Seite des Menschseins befasst und weiß, dass Körper, Geist und Seele eine Einheit bilden. Und zuletzt bezieht der Ayurveda-Arzt auch Umweltfaktoren ein. Der Arzt, der nach den Grundsätzen des Ayurvedas über die Gesundheit der ihm anvertrauten Patienten wacht, nimmt am Leben der Patienten insofern teil, als dass er diese Menschen und deren Leben in gesunden und kranken Tagen kennt.

Er steht in Beziehung zu seinen Patienten. Ähnlich wie ein Hausarzt früher, wie ein Dorfarzt oder Landarzt bei uns. Die Patienten sind für den betreffenden Arzt keine Fremden und auch nicht nur Einkommensquelle. Er begleitet und leitet sie bezüglich der gesunden Lebensführung oft von der Wiege bis ins Erwachsenenleben oder gar bis zum Tod. Arzt sein ist unter dieser Sicht keine Arbeit und kein Broterwerb allein, sondern eine Berufung und eine ganz besondere, mit Liebe getragene Verantwortung.

Geschichtliches

Ab Mitte des zweiten Jahrtausends vor Christus sind die ältesten medizinischen Vorstellungen in Indien nachweisbar. Sie sind hauptsächlich im Atharvaveda überliefert. Ayurveda ist also eine Heilkunst und eine Lebensweisheit, die mittlerweile seit mindestens 4500 bis über 5000 Jahren angewandt und ausgeübt wird, und ebenso lange Zeit hatte, sich zu entwickeln und mannigfaltige Erfahrungen anzusammeln. Ayurveda ist das älteste medizinische System, von dem es Kenntnis gibt. Einflüsse des Ayurvedas finden sich sowohl in der chinesischen traditionellen Medizin, der ägyptischen Heilkunst und sogar bei Hippokrates.

Mythologie

Neben Erzählungen, die auf Zauber und Beschwörung zum Zwecke der Heilung verweisen, gibt es in anderen mythologischen Erzählungen frühe Hinweise auf Heilkunst. Der Begründer des Ayurvedas soll Dhanvantari, der Ursprung der Heilkunst und Arzt der Götter gewesen sein. Die Hymnen des Rigveda sprechen vom Gebrauch von Heilkräutern. Aus den Erzählungen von den Wunderheilungen durch ein Zwillingsgötterpaar, die Ashwins, kann man eine Stelle als Indiz für die Verwendung von Prothesen für das Bein interpretieren. Auch gibt es Schriftstellen in den alten Schriften, die das Konzept der drei Doshas schon sehr früh vermuten lassen. Auf jeden Fall liegen die Anfänge des indischen Ayurvedas über 5000 Jahre zurück.

Ayurveda heute

Auch heute wird Ayurveda in Indien noch angewandt und es ist als die traditionelle Medizin bei der Bevölkerung akzeptiert, obwohl heute natürlich auch in Indien die Ärzte ein universitäres Medizinstudium absolvieren. In Indien wird Ayurveda inzwischen jedoch wissenschaftlich gelehrt. Das heißt, ein regulär ausgebildeter, moderner indischer Arzt kann zusätzlich Ayurveda studieren. Dadurch besteht für ihn Möglichkeit, altes Wissen mit heutiger Wissenschaft fruchtbringend zu verbinden. Im westlichen Kulturkreis wird Ayurveda nicht vollumfänglich als wirksames medizinisch-wissenschaftliches System anerkannt, sondern oft als „Alternativmedizin", als „unwissenschaftlich" und als „Esoterik" kritisiert.

Was fehlt, sind Wirknachweise, wie westliche Medizinwissenschaft sie verlangt. Anzumerken ist hier, dass es auch in der westlichen Medizin nur für 20 % aller Behandlungen hieb- und stichfeste Nachweise einer positiven Wirkung gibt. Das Problem ist eher, dass Ayurveda und das westliche Medizinsystem nicht ohne Weiteres zusammenpassen. Im Westen liegt die Betonung auf einem Wissenschaftsbegriff, der viele Aspekte des Menschlichen außer Acht lässt. Zudem hat eine hohe Spezialisierung stattgefunden. Und das Weltbild in der westlichen Medizin ist ein Mechanistisches. Das bedeutet, vereinfacht gesagt, die Ansicht, dass ein kranker Mensch vom Arzt mit Präparaten, Verordnungen und Eingriffen repariert und instandgesetzt werden kann. Außerdem wird nicht der Mensch, sondern nur Symptome behandelt.

Die Ursachen, die zur Entwicklung der Symptome geführt haben, bleiben dabei oft außer Acht. Und es spielen im westlichen medizinischen System viele Interessen eine Rolle, die mit dem Patienten und seiner Gesundheit nichts zu tun haben. Das enttäuscht viele Hilfe suchende, die sich zwar behandelt, aber nicht wahrgenommen fühlen. Deshalb suchen so viele Menschen heute bei anderen Anbietern und

Systemen Hilfe, die sie im westlich-medizinischen System nicht finden. Das ganzheitliche Bild des Ayurvedas ist mit der modernen Medizin nicht ohne Weiteres kompatibel. Denn hier wird erstens nicht nur eine Krankheit irgendwie behandelt, sondern ein Mensch. Und zweitens wird nicht nur auf Körper, Geist und Seele insgesamt geachtet, sondern auch auf Umwelt und Lebensumstände. Einbezogen und sogar grundlegend sind Konzepte von Lebensenergien, die westlichen Medizinern fremd sind. Die westliche Medizin ist symptombezogen.

Änderungen gehen von neueren Ansätzen wie der Psychosomatik, neuen wissenschaftlichen Erkenntnissen und eben den alternativen Angeboten aus. Trotzdem behandelt der Arzt als „Gott in Weiß", während im Ayurveda die Verantwortung für das Gelingen der ayurvedischen Behandlung zum Gutteil auch beim Patienten selbst liegt, statt, dass er sie fast vollständig an Mediziner und Pharmaindustrie abzugeben hat. Da ist logisch, dass die westliche Medizin oft noch mit herabsetzender Betrachtungsweise reagiert, denn es geht um die eigene Stellung und um Einnahmen mindestens ebenso sehr, wie um Bedenken, die zunächst ja durchaus verständlich sein können. Es wird die Möglichkeit, altes, aber immer noch aktuelles Wissen zu adaptieren und zum Nutzen der Patienten in die Behandlung einfließen zu lassen, leider eher verhindert als begrüßt.

Die Naturmedizin westlicher Gefilde oder die traditionelle chinesische Medizin sind andere Beispiele für die ablehnende Haltung etablierter Medizin. Auch Ayurveda gilt westlichen Ärzten bestenfalls als „alternative" Medizin. Und das hat so einen Beigeschmack von „alt, nicht wirklich wirksam, esoterisch und Humbug, möglicherweise gefährlich, nichts für Wissenschaftler." Zum Glück für kranke Menschen gibt es natürlich auch Ärzte, die umdenken, aber dieser Prozess dauert noch an. Bisher ist Ayurveda im Westen hauptsächlich im Wellnessbereich angekommen und kann immerhin von dort aus zeigen, wie viel Weisheit zum gesunden Leben es auch uns zu bieten hat. Dem Potenzial von Ayurveda wird diese Zuordnung jedoch bei Weitem nicht gerecht. Und die Gefahr, zum eigenen Schaden an schlecht ausgebildete Anbieter zu geraten, ist im Wellnessbereich leider gegeben.

Was interessiert westliche Leser an Ayurveda?

Wenn Ayurveda bei uns im Westen nicht mehr gilt als eine Sammlung alternativer Methoden der Heilung, versetzt mit Modellen und Theorien, die mit westlichem Denken nicht so einfach konform gehen, dann erhebt sich die Frage, was einen westlichen Leser an Ayurveda interessiert. Und die Antwort ist, dass die Leser Möglichkeiten suchen, mit Ayurveda zu neuem Wohlbefinden, zu wirksamer Entgiftung und zum erfolgreichen Abnehmen zu kommen und vielleicht auch bei schwerwiegenderen Problemen Heilung zu erleben, die westliche Medizin nicht anbietet. Das heißt, der Interessent will sich die Erkenntnisse, die seinen Zielen dienlich sind, zunutze machen. Die Frage ist nur, ob das gelingen kann. Und wenn ja, wie das gelingen kann.

Wer mit Ayurveda gesund werden und gesund leben will, wird nicht umhin kommen, viel Neues zu lernen und sich in seinem Denken und seinem Leben umzustellen. Aber es gibt auch etliche alltagstaugliche Tipps, die einiges zum Erhalt der Gesundheit beitragen können. Dazu später mehr. Was heute für einen Interessierten ebenfalls anziehend sein könnte, ist die ganzheitliche und zugewandte Sicht des Ayurvedas, die verspricht, dass der Mensch sich mit Körper, Geist und Seele gut aufgehoben fühlen kann. Und was so manchen möglicherweise ebenfalls fasziniert, ist, dass diese uralten ayurvedischen Erkenntnisse und Konzeptionen gerade von der modernen Wissenschaft bestätigt werden.

Kapitel 2. Heilen mit Ayurveda

Zugrundeliegende Konzeptionen von Gesundheit und Krankheit und Denkansätze zur Erklärung des Menschen

Um das Heilen durch Ayurveda wenigstens ein wenig nachvollziehen und nutzbar machen zu können, braucht der Leser einige neue Kenntnisse und grundsätzliche Informationen:

Das Konzept des Ayurvedas ist ganzheitlich und zielt auf körperliche und geistige Gesundheit, auf eine ausgeglichene Gefühlswelt und auf eine gesunde Lebensführung und Lebenseinstellung ab. Spirituelle, emotionale und mentale Aspekte von Gesundheit und Krankheit und philosophische Sichtweisen sind Bestandteil der Ayurveda. Der ganze Mensch steht im Blickpunkt. Er wird nicht auf seine Krankheit oder Symptome reduziert. Und er muss, um gesund zu bleiben oder wieder gesund zu werden, selbst aktiv sein. Vasant Lad sagt in seinem Buch: *„Ayurveda ist die Kunst des täglichen Lebens in Harmonie mit den Gesetzen der Natur. Ziel dieses alten, ursprünglichen Wissens ist es, die Gesundheit zu erhalten und Krankheiten zu heilen."* Und der Ayurvedaexperte David Frawley sagt, eine der Grundregeln der Ayurveda wäre: *„Was immer wir selbst tun können, um unsere Gesundheit zu stärken, wirkt besser als das, was andere für uns tun."*

Die Prinzipien (Energien) des Lebens (Doshas) und die Typenlehre aus ayurvedischer Sicht

<u>Die Doshas</u>

Wie andere medizinische Systeme auch hat Ayurveda Modelle des Seins entwickelt und damit Gesundheit und Krankheit erklärt. Das

Ayurveda

Leben ist in der ayurvedischen Vorstellung eine Einheit von Körper, Geist, den Sinnen und der Seele. Der Mensch setzt sich nach ayurvedischer Auffassung aus Doshas (Lebensenergien) und den Basisstoffen Rasa, Ratka, Mansa, Ashti, Meda, Majja und Shukra sowie den Abfallstoffen Urin, Schweiß und Fäkalien zusammen. Die Basis- und Abfallstoffe entstehen, weil die Lebensenergien dies in Bewegung setzen. Die Basis dieses Modells bilden die drei Energieprinzipien beziehungsweise Funktionsprinzipien, die Doshas.

Diese Prinzipien oder Energien sind:

- Das Bewegungsprinzip Vata, dem die Elemente Äther, Raum und Luft zugeordnet sind

- das Feuer- beziehungsweise Stoffwechselprinzip Pitta

- und das Strukturprinzip Kapha, dem Wasser und Erde beigeordnet sind

Alle drei Prinzipien sind für das Leben gleichermaßen wichtig, weil sie sowohl im menschlichen Körper als auch überall sonst in der Natur Aufgaben und Funktionen erfüllen. Sie prägen die geistigen und körperlichen Grundmerkmale eines Menschen. Doshas sind in jedem Menschen in individueller Stärke ausgeprägt. Dass sie in einem Menschen alle gleich stark sind, ist äußerst selten. Jeder hat ein individuelles Gleichgewicht, das optimal für ihn ist. Ist dies durch ein oder mehrere überhöhte Doshas gestört, dann gibt es Raum für Störungen und Krankheiten. Befinden sich die Doshas im harmonischen Gleichgewicht, ist der Organismus gesund und es gibt keine Fehler beziehungsweise Fehlfunktionen. Je nachdem, wie ausgeprägt die einzelnen Doshas (Lebensenergien) im einzelnen Individuum vorhanden sind, lassen sich die Menschen einem Konstitutionstyp zuordnen. Der optimale Konstitutionstyp eines Menschen ist individuell verschieden und unveränderlich. Die Möglichkeit, ihn zu beeinflussen, ist äußerst gering. Der momentane Konstitutionstyp ist dagegen ständigen Änderungen unterworfen.

Die Konstitutionstypen der ayurvedischen Typenlehre sind:

1. Der Vata-Typ, dem die Elemente Äther und Luft zugeordnet sind. Die Eigenschaften des Vata-Dosha sind: trocken, kalt, leicht, rau, beweglich und schnell sowie subtil. Das Prinzip des Vata-Dosha ist die Bewegung und dem sind folgende Funktionen zugeordnet: Beweglichkeit, Wandel, Atmung, Trennung der Nähr- und Abfallstoffe und zuletzt die Ausscheidung.
2. Der Pitta-Typ, dem das Feuer und in kleinem Umfang das Wasser zugeordnet wird. Seine Eigenschaften sind: heiß, scharf, flüssig, leicht, beweglich und leicht ölig. Das Prinzip des Pitta ist der Stoffwechsel und die Funktionen sind: Sehkraft, Wärmeproduktion, Verdauung, Elastizität sowie Hunger und Durst.
3. Der Kapha-Typ, dem Erde und Wasser zugeordnet sind und der die Eigenschaften glatt, schwer, fest, träge, kalt und ölig vertritt. Das Prinzip ist Struktur und die zugehörigen Eigenschaften sind: Stabilität, Kraft, Potenz, Nachsicht, Geduld, Geschmeidigkeit, Großzügigkeit und Mut.
4. Der Vata-Pitta Typ
5. Der Vata-Kapha-Typ
6. Der Pitta-Kapha-Typ
7. Der Kapha-Vata-Typ
8. Der Kapha-Pitta-Vata Typ
9. Der Vata-Pitta-Kapha-Typ
10. Der Pitta-Kapha-Vata-Typ

Bei den Typen eins bis drei steht das genannte Prinzip deutlich im Vordergrund, bei den Typen vier bis sieben stehen zwei Doshas mehr im Vordergrund und bei den restlichen drei Typen stehen die drei Doshas in einem individuellen recht gleichmäßigen Verhältnis. Drei Doshas-Typen sind allerdings selten. Je nachdem, wie die Doshas in einem Menschen verteilt sind, prägen sie den körperlichen und geistigen Status eines Menschen. Krankheiten sind im ayurvedischen Denksystem Störungen in der individuellen Verteilung der Doshas. Und um Gesundheit zu fördern und zu erreichen, muss der Mensch danach trachten, seine Doshas in das für ihn individuell beste Gleichgewicht zu bringen.

Nutzen für die Menschen:

Statt hilflos ausgeliefert zu sein, kann eine Person das Wissen um die energetischen Einflüsse der Doshas nutzen, um das persönliche Wohlbefinden zu steigern. Die Dosha-Lebensenergien im Menschen sind nicht unveränderlich fix, sondern werden von den Energien ringsum beeinflusst. So haben Tages- und Jahreszeiten und das Wetter ihre jeweils eigenen Dosha-Energien und beeinflussen somit das Dosha-Gleichgewicht der Menschen. Das weiß jeder, der sich selbst und seine Mitmenschen beobachtet. Auch bei uns im Westen kennt man die Auswirkung von Wetterlagen, von Föhn und grauen Wintertagen oder bunten Sommerwiesen. Wenn das Dosha einer bestimmten Wetterlage jetzt die Doshas eines Menschen aus dem individuellen Gleichgewicht bringt, dann kann es merkbare Störungen, wie zum Beispiel Reizbarkeit oder Kopfschmerzen, aber auch Krankheiten geben. Wenn ein Mensch sich zwischen 18 und 22 Uhr träge und schwer fühlt, mag das daran liegen, dass das zu dieser Tageszeit dominante Kapha-Dosha ihn beeinflusst. Ratsam wäre, bis spätestens 22 Uhr zu Bett zu gehen. Das größte Ungleichgewicht entsteht jedoch durch eine ungesunde, für den individuellen Typ nicht passende Ernährung und Lebensweise. Weitere Einflüsse, die krankmachen können, sind im weiteren Textverlauf genannt.

Ein praktisches Beispiel:

Ein ayurvedischer Arzt oder Heiler stellt fest, dass die Doshas eines Patienten momentan in folgender Verteilung vorliegen:

Kapha, die Doshas-Energie mit den Eigenschaften fest, glatt, schwer, ölig, kalt und träge und mit den Funktionen Stabilität, Potenz, Kraft, Geduld, Geschmeidigkeit und Nachsicht ist doppelt so stark, wie die beiden anderen Doshas. Vata, die Energie mit den Eigenschaften trocken, kalt, leicht, rau, beweglich und schnell sowie subtil und mit den Funktionen Beweglichkeit, Wandel, Trennung der Nähr- und Abfallstoffe, Atmung und zuletzt Ausscheidung besitzt zurzeit nur die Hälfte der Kraft von Kapha. Und Pitta, die dritte Energie, mit den Eigenschaften heiß, scharf, flüssig, leicht, beweglich und leicht ölig und den Funktionen Sehkraft, Wärmeproduktion, Verdauung, Sehkraft, Elastizität sowie Hunger und Durst beträgt auch nur die Hälfte des übermächtigen Kapha.

Die Krankengeschichte und die Liste der Beschwerden dieses Patienten zeigen nun deutlich, dass dies nicht das optimale individuelle Gleichgewicht ist, denn der Mensch ist in verschiedener Hinsicht erkrankt und weist diverse Beschwerden auf. Gelenkbeschwerden und Atemprobleme zeigen, dass die Vata-Energie nicht stimmig ist. Und Übergewicht und Diabetes sind die Folge von zu starkem Kapha, während Schweißausbrüche und Brille auf Fehler in der Pitta-Energie verweisen. Es wird bei diesem Patienten darum gehen, die Dosha-Energien in ein besseres Gleichgewicht zu bringen. Dazu muss der Behandler feststellen, welche individuelle Konstitution der Patient eigentlich haben sollte.

In Indien wird dazu unter anderem auch das Horoskop befragt. Und der Patient muss aktiv werden und mithilfe seines ärztlichen Ayurveda-Begleiters einiges an seiner Ernährung und an seiner Lebensweise ändern. Ziel der gesamten Maßnahmen, die ein Ayurveda-Arzt empfehlen wird, ist es natürlich, die Lebensenergien des Patienten in das individuelle Gleichgewicht zu bringen, und den Betreffenden somit zu heilen oder die Beschwerden zumindest zu lindern. Für diesen Patienten heißt das, zunächst Übergewicht abzubauen und den Diabetes zu normalisieren. Dies geschieht, indem die Maßnahmen auf die Verminderung der Kapha-Energie abzielen. Da die Krankheitsliste aber deutlich zeigt, dass auch die beiden anderen Energien im nicht idealen

Zustand sind, könnte hier eine große Reinigung und Ausleitung der angesammelten Giftstoffe (Ama) im Körper notwendig sein, nachdem Kapha normalisiert ist.

Der Ayurveda-Konstitutionstypen-Test

Natürlich wollen Sie nun wissen, wie es mit Ihren Doshas aussieht und ob Ihre Energien optimal verteilt sind. Ob etwas im Argen liegt oder ob Sie sich rundum wohlfühlen, wissen Sie ja schon. Und mit dem folgenden Test können Sie es nachprüfen. Es ist ja nicht uninteressant, selbst zu sehen, ob die eigenen Beschwerden irgendwie mit der Dosha-Momentaufnahme, die Sie mit dem Test erhalten, in Verbindung stehen könnten. Aber bedenken Sie, dass dies nur eine eher oberflächlich bleibende Momentaufnahme ist, die keine gründliche Diagnose ersetzen kann. Daraus selbst Maßnahmen zur Heilung von ernsteren Krankheiten abzuleiten, ist fragwürdig und könnte schaden. Denn es fehlt dann alles, was Ayurveda eigentlich ausmacht: Die Erfahrung mit einer Lebensweise, die von Ayurveda geprägt ist, der umfassende, ganzheitliche Blick des ayurvedischen Systems und das große Wissen des Ayurvedas, und nicht zuletzt die Kenntnisse des ausgebildeten Ayurveda-Arztes und Heilers, welche ideale Dosha-Verteilung anzustreben ist.

Der Patient soll und muss Gesundheitsförderliches für sich selbst tun und Ayurveda hat einige Empfehlungen zu bieten, die zugunsten der Gesundheit auch im westlichen Alltag umgesetzt werden könnten. Einige dieser Empfehlungen findet der Leser in diesem Artikel. Sollten jedoch ernstere Krankheiten behandelt werden, dann sollte sich der Patient vergewissern, dass er von einem sehr guten ayurvedischen Arzt oder einem Therapeuten mit fundierten ayurvedischen Fachkenntnissen begleitet wird. Sind Ihre Doshas im Gleichgewicht? Die Antworten auf die nachfolgenden Fragen geben Auskunft darüber, wie stark die drei Doshas-Energien bei Ihnen im Moment sind. Beantworten Sie die Fragen spontan mit „Ja" oder „Nein". Kreuzen Sie die

Fragen an, die Sie für sich mit Ja beantworten können, und addieren Sie zum Schluss Ihre Punktezahl (Ja-Antworten) zu jedem Dosha. Ihre dominante Energie / Ihre dominanten Energien werden die meisten Ja-Antworten auf sich vereinen.

Bedenken Sie aber bitte, dass dieser Test nur eine Momentaufnahme darstellt, dass es etliche andere, ähnliche Tests im Internet gibt, die nicht die genau gleichen Momentaufnahmen liefern. Nehmen Sie das Ergebnis als Orientierung und wenn Sie sich danach richten wollen, dann kontrollieren Sie es hin und wieder.

Vata
- ☐ Ist Ihr Körperbau dünn oder zierlich und feingliedrig und entweder klein oder sehr groß?
- ☐ Ist Ihr Gewicht gering, nehmen Sie bei Stress schnell ab, haben Sie Probleme zuzunehmen?
- ☐ Ist Ihr Gesicht eher klein, schmal, hager oder ist es frühzeitig faltig?
- ☐ Ist Ihre Haut oft trocken, ohne Glanz und zeigt sie möglicherweise raue und schuppige Stellen?
- ☐ Sind Ihre Haare trocken und haben häufig Schuppen? Oder sind Ihre Haare dünn und brechen leicht?
- ☐ Sind Ihre Hände klein und schmal, rissig, fühlen sich Ihre Hände oft kalt an, haben Sie schmale Gelenke, die hervorstehen oder hervortretende Venen?
- ☐ Sind Sie häufig unorganisiert, ängstlich, überfordert oder nervös?
- ☐ Haben Sie sensible, trockene Haut?
- ☐ Können Sie eher schlecht auswendig lernen oder sind Sie mal mehr mal weniger vergesslich?
- ☐ Leiden Sie unter Energieschwankungen, fühlen Sie sich oftmals leer oder ausgelaugt, schwankt Ihre Stimmung oft merkbar?
- ☐ Haben Sie abends Probleme einzuschlafen oder wachen Sie während der Nacht wiederholt auf?
- ☐ Leiden Sie oft unter Blähungen oder / und einer schlechten Ver-

Ayurveda

dauung?
☐ Haben Sie oft kalte Hände oder / und Füße?
☐ Leiden Sie oft oder immer wieder unter folgenden Beschwerden?
☐ Auszehrung, Untergewicht, Zittern, Schwindel, Zuckungen
☐ Verstopfung, Blähungen
☐ Schlaflosigkeit, Schlafstörungen
☐ Ängsten, mentaler Instabilität oder Nervosität
☐ Schwäche des Immunsystems, Verlust der Körperkraft
☐ Tinnitus oder Ohrgeräuschen
☐ Taubheit, Steifigkeit, häufigen Schmerzen, Krämpfen (zum Beispiel Menstruationsschmerzen)
☐ Beschwerden oder Lockerheit in Gelenken, Muskeln und Bändern oder Störungen im Bewegungsapparat (zum Beispiel durch Rheuma oder Osteoporose)

Pitta
☐ Ist Ihr Körperbau von mittlerer Größe und athletisch?
☐ Sind Sie ideal-gewichtig und verfügen über eine gute Muskulatur?
☐ Ist Ihr Gesicht mittelgroß, mit leicht rötlicher Haut und hat eher scharfkantige, eckige Züge?
☐ Erröten Sie leicht, sind Sie rotwangig, haben Sie Sommersprossen, ist Ihre Haut weich, leicht ölig und zeigt Hautunreinheiten?
☐ Sind Ihre Haare weich, fein und rötlich oder sind Sie frühzeitig ergraut?
☐ Sind Ihre Hände warm, weich, rosig und mittelgroß?
☐ Fühlen Sie sich häufig angespannt, ungeduldig, gereizt oder ärgerlich?
☐ Haben Sie eine leicht gerötete, empfindliche und warme Haut?
☐ Haben Sie häufig einen heißen Kopf und schwitzen Sie leicht?
☐ Nennen Leute Sie manchmal stur, jähzornig, aufbrausend oder streitsüchtig?
☐ Verfügen Sie über einen sehr guten Appetit und verlieren Sie die

Geduld oder werden schneller ärgerlich, wenn Sie Hunger haben?
- ☐ Sind Sie Perfektionist und setzen damit sich selbst und andere unter Druck?
- ☐ Sind Ihre Augen empfindlich, brennen sie leicht oder haben Sie eine Sehschwäche?

Leiden Sie oft oder immer wieder unter:
- ☐ Hautkrankheiten, unreiner Haut
- ☐ frühzeitigem grauen Haar oder Haarausfall
- ☐ exzessivem Schwitzen, erhöhter Temperatur, Fieber
- ☐ Verfärbungen von Urin und / oder Stuhl, Durchfall
- ☐ Eiterungen oder Entzündungen
- ☐ Kopfschmerzen oder Migräne
- ☐ saurem Geschmack, Aufstoßen, Sodbrennen oder Magenbeschwerden
- ☐ nachlassendem Sehvermögen

Kapha
- ☐ Ist Ihr Körperbau stämmig, gut entwickelt, grobgliedrig?
- ☐ Ist Ihr Gewicht schwer und haben Sie eine Tendenz zur Fettleibigkeit?
- ☐ Ist Ihr Gesicht eher rund, mit weichen Zügen und sind Sie eher blass?
- ☐ Haben Sie eine relativ robuste, dicke Haut und eine Neigung zu Wasseransammlungen?
- ☐ Sind Ihre Haare voller Kraft, schnell fettend und reichlich?
- ☐ Sind Ihre Hände fest und kräftig, mit wenigen Linien?
- ☐ Fühlen Sie sich oft müde, schwer und antriebslos?
- ☐ Nehmen Sie schnell zu und haben Sie aktuell Übergewicht?
- ☐ Sind Sie häufig erkältet und / oder oft verschleimt?
- ☐ Sind Sie weniger ehrgeizig, eher nachlässig oder faul?
- ☐ Sind Sie auffallend anhänglich und können sich nicht gut von alten Besitztümern trennen?
- ☐ Essen Sie unkontrolliert und auch oft zu viel?

Ayurveda

☐ Meiden Sie körperliche Bewegung oder Sport nach Möglichkeit?
☐ Leiden Sie oftmals oder regelmäßig unter folgenden Beschwerden?
☐ Erhöhung des Körpergewichts, Schweregefühl im Körper, Fettleibigkeit
☐ Wasseransammlungen, Ödemen
☐ übermäßiger Schleimbildung in Stirn und/oder Nebenhöhlen oder Bronchien
☐ Appetitverlust, träge Verdauung
☐ Schläfrigkeit, übermäßigem Schlaf
☐ Diabetes
☐ Nachlassen von Stärke und Verlust der Widerstandskraft
☐ Tumorbildung

Addieren Sie die Ja-Antworten zu jedem der Doshas einzeln. Bei Ihrem dominierenden Dosha werden Sie die höchste Punktzahl haben. Im Folgenden finden Sie die Beschreibung für alle Dosha-Typen. Da Vata, Pitta und Kapha in jedem Menschen in einem jeweils unterschiedlichen Mischverhältnis vorkommen, kann es sein, dass Sie bei zwei oder gar drei Doshas etwa die gleiche Punktzahl erreicht haben. Dann schauen Sie sich alle zutreffenden Beschreibungen an.

Tipps für die unterschiedlichen Konstitutionstypen

Ist Vata bei Ihnen dominant?

Vata ist die 'kinetische Energie' im Körper, das Funktionsprinzip der Bewegung. Die zugehörigen Eigenschaften sind Leichtigkeit, Rauheit, Trockenheit, nicht schlüpfrig, nicht unterwürfig, Beweglichkeit und Feinheit und Kälte. Diese Eigenschaften werden im Körper von Vata hervorgerufen und gesteuert. Ist Vata gestört, das heißt 'erhöht' oder 'erschwert', dann produziert es solche Eigenschaften im Übermaß, und dies zeigt sich dann in typischen Vata-Störungen, wie zum Beispiel trockene Haut, Beschwerden im Bewegungsapparat, Schlafstörungen, Nervosität oder in frühzeitigen Alterungsprozessen. Empfehlungen, ein zu dominantes Vata auszugleichen: Essen Sie viele warme Speisen wie Eintöpfe und Suppen, die Sie von innen befeuchten und die Neigung zu Kälte und Trockenheit ausgleichen. Es ist darüber hinaus auf Regelmäßigkeit, genügend Schlaf und ausreichend Entspannung zu achten, da der Vata-Typ empfindlich auf Stress und zu viel Anstrengung reagiert.

Gehören Sie zum Pitta-Typ?

Pitta ist die 'thermische Energie', sozusagen das Feuer des Lebens und als solches für Umwandlungsprozesse im Körper zuständig. Pitta-Eigenschaften sind: flüssig, scharf, etwas ölig, sauer, beweglich im Sinne von fließend, durchdringend und mit scharfem Geschmack. Im Normalzustand ruft Pitta diese Eigenschaften im Pitta-Typen hervor und hält sie aufrecht. Ist Pitta gestört, dann prägen sich die genannten Eigenschaften im Übermaß aus und führen zu solchen Krankheiten, bei denen die Hauptsymptome diesen Attributen gleichen, wie zum Beispiel bei Hautkrankheiten, bei emotionaler Reizbarkeit, bei Migräne oder Gastritis und anderen mehr.

Das Übermaß an Feuer führt zu brennender geröteter Haut, zu Übersäuerung im Verdauungstrakt oder Hitze oder Überlastung im Kopf. Empfehlungen zum Ausgleich für Pitta-Typen: Auf alles Scharfe und Saure, das heißt auf Zitrusfrüchte und Tomaten, auf Milchprodukte, auf rotes Fleisch, auf Alkohol, auf scharfe Gewürze und zu viel Salz verzichten. Das führt dazu, den Säure-Basenhaushalt wieder ins Gleichgewicht zu bringen. Um mentalen Stress zu vermindern, ist Sport eine sehr wirksame Methode, welche dem Pitta-Typen entgegenkommt.

Sind Sie ein Kapha-Typ?

Kapha ist das 'Prinzip der Stabilität' im Körper. Kapha hat folgende Merkmale: ölig, süß, kühl, schwer, stabil, weich, schleimig und klebrig. Kapha, im Normalzustand produziert diese Eigenschaften und erhält sie im Körper aufrecht. Stärke und Struktur im Körperlichen und die Grundlage für ein widerstandsfähiges, starkes Immunsystem sowie ein aktives Lymphsystem gehen mit gesundem Kapha einher. Ist Kapha gestört, so gibt es die Kapha-Eigenschaften im Übermaß, und es können schwerwiegende Erkrankungen wie Diabetes entstehen oder es kann zur Bildung von Tumoren kommen.

In nicht ganz so schweren Fällen kann eine Erhöhung von Kapha zu Übergewicht, zu Antriebslosigkeit und Trägheit oder zu Verschleimungen im Brust- und Kopfbereich führen. Kapha-Typen sollten auf körperliche und mentale Leichtigkeit achten. Dabei können der regelmäßige Genuss scharfer Gewürze und der Verzehr von Blattgemüse helfen. Ausreichende Bewegung ist ebenfalls angeraten. Schwere oder schleimige Nahrung, wie Käse, Sahne oder Süßspeisen, sollten gemieden werden. Ungünstig wirken sich auch Tagesschlaf sowie übermäßiges und zu häufiges Essen aus.

Die ayurvedische Krankheitslehre oder wie es zu Krankheiten kommt!

Um Gesundheit anzustreben, zu erhalten und zu fördern, Krankheiten zu heilen und Gesundheit wiederherzustellen, braucht der Heiler Wissensgrundlagen und eine Vorstellung davon, was eine Krankheit ist und wie Gesundheit aussieht. Deshalb nutzt er Denkmodelle vom Leben. Laut ayurvedischer Auffassung setzt sich alles Leben aus insgesamt neun Substanzen zusammen. Das sind erstens die fünf Elemente (Pancamahabhutas): Äther und Luft, die Vata-Energie innehaben, Feuer, dem die Pitta-Energie zugehört sowie Wasser und Erde, die durch Kapha-Energie ausgedrückt sind. Dazu kommt Manas der Geist, Atman die Seele, Dik der Raum und Kala die Zeit.

Alle Lebewesen sind aus diesen neun Komponenten zusammengesetzt. Ob ein Lebewesen gesund oder krank ist, hängt davon ab, ob diese Elemente sich im individuellen Gleichgewicht befinden. Das gesunde Gleichgewicht kann durch äußere und innere Einflüsse, durch Angewohnheiten und falsche Handlungen, durch eine ungesunde Lebensweise, durch Medikamente und anderer Gründe wegen gestört sein. Damit nun keine ernsteren Krankheiten entstehen, bemüht sich der ayurvedische Arzt darum, mögliche Auslöser für Krankheiten und allererste Anzeichen rechtzeitig zu erkennen und der Krankheitsentwicklung durch Änderung der zugrunde liegenden Energien dieser krankheitsauslösenden Faktoren und Änderungen in den Gewohnheiten gleich einen Riegel vorzuschieben.

Somit ist Ayurveda auch eine Methode der Prävention (Vorbeugung). Und wenn eine Krankheit schon ausgebrochen ist, dann kann das gestörte Gleichgewicht der Elemente durch Einflussnahme auf die Doshas, die Lebensenergien, und mithilfe dieser Energien auch wieder in eine gesunde Balance gebracht werden. Zu diesem Zweck hat der Arzt verschiedene Methoden zur Hand, die er nach erfolgter Diagnose individuell für jeden Patienten einzeln zusammenstellt.

Die zentralen Elemente der Behandlung und Heilung im kurzen Überblick

Diagnose

Zunächst erstellt der ayurvedische Heiler eine möglichst genaue Diagnose: Er prüft den körperlichen Status sehr gründlich und als Ganzes, er bestimmt die individuelle Konstitution und das momentane Verhältnis der Doshas zueinander und natürlich nimmt er auch die konkreten Beschwerden auf. Außerdem forscht der Arzt nach möglichen Ursachen für die vorliegende Störung. Zusätzlich wird ein Horoskop gestellt, aus dem der Arzt die ursprüngliche und optimale Verteilung der Doshas dieses Menschen bestimmt. Methoden dazu sind außerdem die gründliche Befragung, die ayurvedische Pulsdiagnose und die Blickdiagnose. Nach diesem Sammeln aller wichtigen Informationen wird dann ein Behandlungsplan erstellt, der aus etlichen Einzelkomponenten besteht.

Behandlung

Ayurveda

Die zentralen Elemente oder Methoden der Behandlung des Ayurvedas sind dann verschiedene Maßnahmen. Der Patient muss die Faktoren, die für das fehlende Gleichgewicht der Doshas verantwortlich sind, meiden, wenn er gesund werden will. Maßnahmen der Behandlung sind dann normalerweise eine spezielle Ernährung, Massage- und Reinigungstechniken, Übungen aus der Yogapraxis und möglicherweise Medikamente aus der Pflanzenheilkunde. Dazu kommt die intensive Hinwendung des Ayurvedaheilers zu seinem Patienten. Und der Ayurveda-Arzt schreibt, wenn nötig, auch eine geänderte Tagesroutine vor und fragt nach den Lebensumständen und Angewohnheiten. Der Patient ist gehalten, die Behandlung nach besten Kräften mitzumachen und zu unterstützen, wenn er gesund werden will.

In den nun folgenden Kapiteln werden die einzelnen Methoden und Techniken ausführlicher und mit Bezug zur verbesserten Gesundheit und allgemeinen Tipps zur Gesundheitspflege vorgestellt.

3. Kapitel: Die ayurvedische Ernährungslehre

Die Nahrung bildet die Grundlage für die Aufnahme und Bildung der Basisstoffe und für die Entstehung von Abfallstoffen. Und damit ist die Nahrung auch die Grundlage für Wachstum und Verfall des Menschen. Nahrungsaufnahme, Nahrungsverarbeitung und Aufnahme der Nährstoffe, der Stoffwechsel und die Assimilation haben großen Einfluss auf Gesundheit oder Krankheit. Nahrung ist deshalb Vorbeuge- und Heilmittel Nummer eins. Und das Wissen um die Wirkung von Nahrungsmitteln und Kräutern als Heilmittel ist nicht nur den Gelehrten des Ayurvedas bekannt, sondern Allgemeingut der traditionellen indischen Küche. Nahrung ist ebenso wie alles andere von Dosha-Energien durchdrungen und beeinflusst somit auch die Dosha-Energie eines Patienten.

Ayurvedische Ernährung bedeutet, die Gesundheit durch Ernährung zu fördern. Richtige Ernährung hat in der ayurvedischen Lehre einen hervorragenden Stellenwert und die Ansichten gehen so weit, dass es heißt, jemand der sich richtig ernährt, brauche keinen Arzt und jemandem, der sich falsch ernährt, könne kein Arzt wirklich helfen. Im Westen gab es dieses Wissen um die Wirkung verschiedener Lebensmittel und vor allem der unterschiedlichen Kräuter auch in der Bevölkerung. Inzwischen weiß der westliche Mensch jedoch nicht mehr, was ihm gut tut. Ganz im Gegenteil: Er stopft sich voll mit allerlei Essen, das ihn krankmacht.

Welche Empfehlungen für eine gesunde Ernährung gibt es im Ayurveda?

<u>Allgemeingültige ayurvedische Empfehlungen und Tipps für ein gesundes Leben sind:</u>

Nur essen, wenn man wirklich Hunger hat.

Erst dann wieder essen, wenn die vorangegangene Mahlzeit verdaut worden ist.

Die Hauptmahlzeit immer am Mittag essen, weil mittags die Verdauung am intensivsten funktioniert.

Nicht in Eile, im Stehen oder in unruhiger, nervöser Verfassung essen. Nur „zwei Hände voll" essen, sich nie völlig satt, „pappsatt", essen, sondern etwas Platz im Magen lassen.

Frische, saisonale und regionale sowie der eigenen Konstitution angepasste Nahrung essen.

Wenn man durstig ist, abgekochtes, warmes Wasser oder Kräutertee trinken.

Die natürlichen Bedürfnisse (Stuhlgang, Wasser lassen, Aufstoßen, Winde, Weinen, Gähnen und andere mehr) nicht unterdrücken.

Fleisch und Alkohol sollen achtsam konsumiert werden. Verboten sind sie in der ayurvedischen Ernährung nicht.

In jeder Mahlzeit alle Rasas (Geschmacksrichtungen), die in der ayurvedischen Küche unterschieden werden, essen. Die verschiedenen Geschmacksrichtungen sind: herb (zusammenziehend), bitter, süß, sauer, salzig und scharf.

<u>Beispiele für die Rasas (Geschmacksrichtungen), ihre Wirkung und die zugeordneten Lebensmittel:</u>

Süß sind: Reis, Süßkartoffeln, Getreide, Nudeln, Karotten und Süßspeisen. Die Wirkung dieser Lebensmittel ist vitalisierend und gute Laune gebend. Süße Lebensmittel erhöhen die Kapha-Energie und verringern Vata und Pitta. Unser Beispielpatient aus dem zweiten Kapitel müsste also die süß schmeckenden, kohlehydratlastigen Lebensmittel verringern, damit die Vata- und Pitta-Energien steigen und in ein besseres Gleichgewicht zu Kapha gelangen könnten.

Sauer sind: Joghurt, Zitrusfrüchte und Essig. Diese Geschmäcker wecken auf und fördern die sinnliche Wahrnehmung.

Salzig sind Salzgebäcke, Chips und alle Salzsorten. Salz stabilisiert Gefühle und Gefühlsschwankungen und es regt außerdem die Verdauung an.

Scharf sind verschiedene Gewürze wie Pfeffer, Paprika, Curry, Knoblauch, Ingwer und Zwiebeln. Der scharfe Geschmack dieser Gewürze beschleunigt die Verdauung. Scharf ist gut, um dominantes Kapha zu senken und Pitta anzuregen.

Als bitter gelten grüne Blattgemüse. Diese regen die Verdauung an. Mit bitteren Zutaten die Verdauung anzuregen, wäre für unseren Beispielpatienten möglicherweise auch gut.

Unter die Geschmacksrichtung herb fallen Hülsenfrüchte, Fenchel, Kohl und Brokkoli sowie Auberginen, Granatäpfel und Rhabarber. Die Energie, die in herb schmeckenden Nahrungsmitteln steckt, harmonisiert das Verdauungsfeuer.

Wenn wir auf unsere Nahrungsaufnahme achten und gleichzeitig die Signale des Körpers wahrnehmen, beeinflussen wir unbewusst oder bewusst unsere Energien. Vorlieben oder Abneigungen und Unverträglichkeiten könnten Hinweise unseres Körpers sein, wie das individuelle Gleichgewicht unserer Energien wieder hergestellt werden kann.

<u>Für die drei Dosha-Typen gibt es die folgenden Nahrungsempfehlungen:</u>

Ayurveda

Vata-Typen, so der Ayurveda, neigen oft zu Verstopfung, Übergewicht und Verdauungsstörungen. Sie sollten daher sehr regelmäßig gekochte und nährende Lebensmittel essen und warme Getränke bevorzugen. Die Mahlzeiten sollten etwas Fett enthalten und warm sein. Die Geschmacksrichtungen salzig, süß und sauer wirken einem zu dominanten Vata entgegen.

Pitta-Typen haben ein sehr starkes „Verdauungsfeuer". Die Folge davon sind Heißhungerattacken. Sie müssen darauf achten, nicht zu viel auf einmal in sich hinein zu essen und sollten gebratene und frittierte Lebensmittel meiden. Ihre Mahlzeiten können kalt oder warm sein. Pitta wird von den Geschmacksrichtungen süß, bitter und herb reduziert und von scharf angeregt.

Kapha-Typen weisen einen niedrigen Grundumsatz auf und neigen zu einer zu langsamen Verdauung. Wenn sie sich dann noch zu wenig bewegen, besteht die Gefahr, zu viel an Gewicht zuzulegen. Herb, bitter und scharf reduzieren die Kapha-Doshas.

Für Kinder gilt Folgendes: Zwar ist die Kapha-Energie bei Kindern dominierend, sie soll aber nicht verringert werden, denn sie wird aufgrund des schnellen Wachstums gebraucht. Kinder brauchen Kohlehydrate (süße Lebensmittel), salzige und saure Nahrung und frisches Obst, je nach ihrem Alter und dem Zustand ihres Agni (Verdauungsfeuers). Außerdem müssen Kinder ja auch noch lernen, welches ihre persönlichen Vorlieben des Geschmacks sind, wie es sich mit ihrem Hungergefühl verhält und wie es um das eigene Befinden steht. Das können sie nicht, wenn sie stark eingeschränkt werden oder wenn jemand von außen ihre Doshas beeinflusst.

4. Kapitel: Der Stoffwechsel und seine Bedeutung in der ayurvedischen Lehre

Die Ernährung ist laut ayurvedischer Lehre ein herausragendes Mittel, Gesundheit zu fördern oder wieder herzustellen. Aber es ist dennoch keine Gesundheit erreichbar, wenn der Stoffwechsel gestört ist. Da helfen auch erstklassige, gesunde Lebensmittel nicht weiter. Unser fiktiver Patient ist übergewichtig, Diabetiker und er hat Arthrose in verschiedenen Gelenken und eine ruhende COPD. Ganz eindeutig ist bei ihm der Stoffwechsel gestört. Die Frage ist: Wie entstehen solche und andere Störungen des Stoffwechsels? Was sind die Ursachen?

Dies sind laut Ayurveda zu viel Nahrung und häufige Zwischenmahlzeiten, schlechte, degenerierte, stark bearbeitete, nicht natürliche Nahrung (zum Beispiel industriell hergestellte Nahrung und Dosenessen, Fast Food, zuckerlastige Nahrung), zu spätes Essen und gestörte Doshas. Die ayurvedische Medizin unterscheidet verschiedene Verdauungsstörungen: Unregelmäßige Verdauung, Blähungen und Verstopfungen sind Vata-Störungen. Zu starke, zu schnelle Verdauung, die dem Körper keine Zeit zu verwerten lässt, Sodbrennen und Geschwüre gehören zu den Pitta-Störungen. Müdigkeit, Völlegefühl und träge Verdauung sprechen für eine Kapha-Störung. Die Folge von Verdauungsstörungen sind Gift- und Schlackenstoffe, genannt „Ama", die sich im Körper ablagern und zu Krankheiten führen.

Die Frage ist: Was kann der Kranke tun, um wieder gesund zu werden?

Entgiftung, Entsäuerung, Reinigung wäre im Westen eine mögliche Antwort. Und auch im Ayurveda geht es darum, den Körper von Ama zu befreien und zu reinigen und die Verdauungskraft zu erhöhen und zu verbessern. Dies geschieht beispielsweise mit der Panchakarma-Kur, die den Körper umfassend reinigt und verjüngt.

Die Panchakarma-Kur

Die Panchakarma-Kur ist die umfangreichste, gründlichste und wirkungsvollste ayurvedische Reinigungsmaßnahme, die den Körper umfassend reinigt, verjüngt, und Körper Geist und Seele in Einklang bringt. Eine Panchakarma-Kur wird in Ayurveda-Kurkliniken durchgeführt und dauert zehn Tage oder länger. Das Ziel dieser Kur ist der Abtransport krankmachender Stoffe aus dem Organismus, sodass eine Verjüngung und Gesundung geschehen kann. Die Reinigung vollzieht sich sowohl körperlich als auch geistig.

Die Panchakarma-Kur umfasst mehrere Teile:

1. Vamana (Brechtherapie)

Kommt bei Kapha-Überschuss (zum Beispiel bei Verschleimung der Atemwege, Allergien, Erkältungskrankheiten) zum Einsatz. Kontraindikationen (Gegenanzeigen) sind: hohes Alter oder frühe Kindheit, starke Schwäche, Schwangerschaft, akute Geschwüre im oberen Teil des Verdauungstraktes und schwere Herzkreislaufstörungen. Durch die Ölkur im Vorfeld hat sich das überschüssige Kapha im Magen angesammelt und soll nun durch Vamana ausgeschieden werden. Die Brechtherapie erfordert viel Erfahrung. Die Nachbehandlung ist für drei Tage anzusetzen.

2. Virechana (die Reinigung mittels abführenden Mitteln)

wird bei Pitta-Überschuss (Störungen in Leber, Galle und Blut und bei Haut- oder Augenkrankheiten) durchgeführt. Das Zuviel an Pitta sammelt sich im Magen und im Darm und wird durch die abführenden Mittel ausgeschieden. Es werden Kräuterabkochungen mit sehr starker Wirkung sowie purgierende Öle verabreicht. Es kommt zu mehrfachen Darmentleerungen. Nicht durchzuführen während einer Schwangerschaft oder während der Menstruation, bei schwacher Konstitution, bei alten Menschen oder Kindern, bei Abmagerung und auch nicht bei akuten Geschwüren im Magen-Darm-Trakt.

Danach braucht der Patient Ruhe. Er bekommt beruhigende Tees und sanfte Fußabreibungen.
Und er bekommt noch eine Weile kein Essen.
3. Nirhua-Vasti (wässrige Einläufe)

4. Anuvasana-Vasti (ölige Einläufe)

Einläufe werden zumeist bei Vata-Überschuss, der sich durch Rückenschmerzen, Arthrose und Arthritis sowie Nervosität, Verstopfung und Dickdarmstörungen zeigt, gemacht. Das durch die Ölkur gesammelte Gift befindet sich nach der Kur im unteren Verdauungsapparat und kann deshalb durch die Einläufe entfernt werden. Gegenanzeigen sind: Schwangerschaft, Alter, Kindheit, vorangegangene Purgiertherapie, vorangegangener Öleinlauf bei Kapha-Überschuss und zuletzt die Fastenzeit.

5. Nasya (Einbringen von Arzneien in Nase und Rachen)

Diese Reinigung empfiehlt sich bei Erkrankungen der Nase, der Nebenhöhlen, des Kopfes und des Mundes. Nicht angewandt wird Nasya-Karma bei Kindern und alten Menschen, und wenn der Patient eine schwere und fiebrige Erkältung hat.

Nasya-Karma erfordert eine vorbereitende Einreibung mit Öl und Kopf- und Nackenmassage mit folgendem Kopfdampfbad. Die Behandlung selbst beinhaltet das Einbringen von Pulvern in die Naseninnenräume, um diese zu reinigen, und die Nutzung von Ölen und Abkochungen mit dem Ziel, die Funktion der Schleimhäute zu bessern.

Früher war auch der Aderlass Bestandteil der Panchakarma. Heute wird dieser Teil des ursprünglichen Panchakarmas nicht mehr so häufig angewendet, obwohl dem Aderlass große entgiftende Bedeutung zukam und zukommen könnte.

Vorbereitet wird die Entgiftungskur mit einer Ölkur (Snehana) und mit therapeutischem Schwitzen (Swedana). Zunächst werden dem Patienten über mehrere Tage sowohl äußerlich als auch innerlich mit Kräutern angereicherte fettige Substanzen (Ghee und Sesamöl) verabreicht. Das Ziel ist, dadurch die auszuscheidenden Gifte im Verdauungstrakt und auf der Haut zu sammeln. Das danach folgende Schwitzen entgiftet die Haut und die Panchakarma-Anwendungen den Verdauungstrakt. Welche Teile der Panchakarma zur Anwendung kommen, entscheidet der Ayurvedatherapeut. Die Kur dauert mindestens zehn Tage und im Idealfall circa vier Wochen. Eine spezielle Heildiät wird vor der Kur begonnen und endet erst eine Zeit lang danach. Auch diese Diät durchzuführen, ist für den Erfolg sehr wichtig. Darüber hinaus sind ergänzend und abrundend Massagen, Meditation und Yoga Bestandteile der Gesamtkur. Davon in eigenen Kapiteln im Folgenden.

All das verlangt einen hohen Einsatz sowohl vom Patienten als auch von den Behandlern und ist keinesfalls nebenbei zu erledigen. Wer seine Gesundheit wiedererlangen oder fördern möchte, durch eine Panchakarma-Kur, der muss dafür die Zeit einplanen und auch selbst alles tun, damit die Kur gelingt. Es gibt zwar keine Gesundheitsgarantie für die weitere Lebenszeit, aber das Ziel, sich im Anschluss an die Behandlung wieder gesund und fit, geistig, seelisch und körperlich vital und kraftvoll fühlen zu können, und erst einmal von etlichen Beschwerden freigekommen zu sein, lohnt die Anstrengung sicher.

Es muss aber nicht immer die ganz große Kur sein. Auch für den Alltag gibt es hilfreiche ayurvedische Tipps, die zu mehr Gesundheit und Wohlbefinden führen. Diese Tipps findet der Leser im laufenden Text.

5. Kapitel: Abnehmen mit Ayurveda

Eine Diät im Schnellverfahren oder einseitig nur auf Kalorienbeschränkung plus Sport fixiert, gibt es im Ayurveda nicht. Es ist auch keine einfache Ernährungsumstellung, bei der man sagen könnte: „Beachte diese Regeln und Du hast kein Problem mehr". Übergewicht ist laut ayurvedischer Lehre eine Sache des aufgrund von Lebensumständen zu stark gewordenen Kapha-Doshas und ein generelles Problem des Kapha-Typen, der schnell an Gewicht zulegt und leicht Übergewicht ansammelt.

Der Unterschied zu westlichem Vorgehen ist der: Der westliche Mensch sagt, er sei zu dick und fängt dann an, an seiner Ernährung zu basteln und quasi beliebige Diätpläne und sportliche Aktivitäten auszuführen, wenn diese nur versprechen, man würde dünner und leichter. Ernährungsumstellungen sind dabei etwas gesünder und erfolgreicher als Crashdiäten. Anders sieht das Abnehmen mit Ayurveda aus. Hier geht ein übergewichtiger Mensch zu seinem Therapeuten und dieser führt eine Diagnose durch, bestimmt die momentane Dosha-Verteilung, bei der mutmaßlich das Kapha zu stark ist. Sonst wäre der Patient ja nicht zu dick.

Und dann arbeitet er einen individuellen Ernährungsplan und ein Bewegungsprogramm aus, das der Patient strikt befolgen muss. Zusätzlich können eine vorangehende Reinigung und auch begleitende äußere Maßnahmen und Massagen, psychologische Begleitung und spezielle Nahrungsergänzungen verordnet werden. Also: Möge der Leser das Pferd bitte nicht von hinten aufzäumen, sondern sich die Zeit nehmen, zu erfahren, was Ayurveda zum erfolgreichen Abnehmen zu sagen hat. Denn ayurvedische Ernährungsweise kombiniert mit passenden Maßnahmen und Umstellungen in der Lebensweise sind fast schon eine Garantie dafür, dass die Pfunde purzeln.

Laut Ayurveda ist Übergewicht typenbedingt.

Es sind die Kapha-Typen, die besonders empfänglich für Übergewicht sind. Sie haben von Natur aus einen kräftigeren Körperbau, haben einen etwas trägeren Stoffwechsel und weisen eine erhöhte Schleimbildung auf. Und ein Zeichen dafür, dass es ein Kapha-Typ ist, der das Übergewicht reduzieren will, ist, dass sich das Übergewicht gleichmäßig am ganzen Körper verteilt. Die natürliche Üppigkeit von Kapha kann sehr schön sein, denn Kapha verfügt über große, ausdrucksvolle Augen, gesunde haut und dichtes, kraftvolles Haar und hat normalerweise zwar üppige, aber doch ausgewogene Körperformen.

Dazu kommen unter anderem Stärke, Geduld, Einfühlungsvermögen und freundliche Fürsorge als Wesenszüge, die Kapha zusätzlich und unabhängig von der Kleidergröße attraktiv machen. Darum wird ein ayurvedischer Arzt auch nicht über das Ziel hinausschießen wollen, und er weiß, dass Kapha immer etwas rundlicher am ganzen Körper ist. Wenn Vata übergewichtig wird, dann sammelt sich das Gewicht in der Bauchregion. Aber auch bei Vata ist das Übergewicht eine Kapha-Störung. Bei Pitta sammelt sich eventuelles Übergewicht um die Hüfte und die Oberschenkel. Zu bekämpfen ist die Kapha-Störung mit einer Kapha-Ernährung. Aber zuerst folgen hier einige Gründe für die Entwicklung einer solchen Störung.

<u>Die Ayurveda-Medizin sieht folgende Hauptursachen für die Entwicklung von Fettleibigkeit:</u>

Übermäßiges Essen; zu viele fette, gebratene Speisen; Milchprodukte wie Käse, Joghurt und Eiscreme; übermäßiger Konsum von zuckerhaltigen Nahrungsmitteln (wobei hier die vielen kohlehydratreichen Nahrungsmittel gemeint sind, die nicht unbedingt süß sein müssen, wie zum Beispiel Backwaren und Brot aus Weißmehl und natürlich auch Zuckerarten und Sirup) und kalte Getränke und zu häufige Zwischenmahlzeiten. Langes Sitzen und wenig aktive Lebensweise. Verdauungsstörungen; Alkoholismus; Hormonstörungen; Stress; unbewältigte Konflikte; Kompensation für zwischenmenschliche und / oder psychische Schwierigkeiten und Probleme, wie zum Beispiel Angst, Einsamkeit oder Depressionen, Einnahme von Medikamenten, zum Beispiel Insulin, und anderes mehr.

Neue Erkenntnisse zu den Ursachen von Übergewicht und Adipositas (schwerem Übergewicht, BMI über 30) besagen, dass es auch Menschen, die erfolgreich abgenommen hätten, sehr schwer fiele, schlank zu bleiben. Ursache dafür sei, dass Ghrelin, das für das Hungergefühl zuständige Hormon, nach einer Zeit im Anschluss an eine Diät wieder zunehmen würde, während das YY-Peptid, das am Beginn einer Diät ansteigt und dem Hungergefühl entgegenwirkt, sich mengenmäßig dem nicht anpasst. Dadurch käme es dann immer schneller zu neuem Hungergefühl und demzufolge dahin, erneut viel zu viel zu essen. Zu viel essen, ist demzufolge nicht unbedingt Willensschwäche, sondern hat auch hormonelle Ursachen. Auch ist heute bekannt, dass etliche der Lebensmittel, die im Westen viel konsumiert werden, zum Beispiel Zucker, Schokolade, Käse und Fleisch dahin führen, dass im Körper suchterzeugende Stoffe freigesetzt werden, deren Wirkung die betreffende Person schätzt und wiederholt haben will. Die Wirkung sind Glücksgefühle, Heiterkeit und innere Ruhe. All das sind stark wirksame Faktoren, die nicht durch eine kurze Diät in den Griff zu bekommen sind.

Ayurveda besagt zudem, dass es Menschen gibt, die von ihrer Natur her molliger als andere sind. Das sind diejenigen mit einer Kapha-Konstitution. Auch durch noch so viele Diäten werden sie nicht zu schlanken Elfen.

Dick werden Menschen laut Ayurveda dann, wenn Kapha überhandnimmt. Die Veränderung in den Essgewohnheiten ist in der ayurvedischen Lehre dann nur ein Schritt unter mehreren, um Kapha wieder in Ordnung, ins Gleichgewicht zu bringen, sodass auch die Hormonverteilung im Körper keinen Heißhunger mehr auslösen muss. Eine wirksame Kur um abzunehmen wird der stark Übergewichtige und der Adipöse am ehesten in einer entsprechenden Klinik oder vielleicht unter der kontinuierlichen Anleitung eines niedergelassenen Ayurvedatherapeuten durchführen können, da er nur dort den individuell auf ihn abgestimmten Ernährungsplan und die zusätzlich notwendigen Maßnahmen wie zum Beispiel Reinigungskuren und Massagen bekommen kann.

Was er noch bekommt, ist Verständnis statt Ablehnung und die Möglichkeit, durch meditative Übungen und Anleitungen sowie Yogaübungen auch das eigene Innere zu stärken und Ruhe, Glück und Frieden nicht mehr mithilfe der Nahrung finden zu müssen. Aber es gibt dennoch einige Punkte, die der Patient selbst durchführen und kontrollieren kann. Sowohl am Essen als auch an seiner Lebensweise kann der Übergewichtige etwas ändern. Wenn es nur um einige Kilos geht oder darum, ein akzeptables Gewicht zu halten, dann können die weiter unten folgenden Empfehlungen schon sehr viel helfen.

Hier die Empfehlungen zur Reduktion von zu viel Kapha:

Kapha-Menschen und Vata und Pitta, bei denen Kapha überhandgenommen hat, brauchen Bewegung, um gegen die Trägheit und Schwere, die sich in ihnen zeigt, anzugehen. Zu Fuß gehen, Meiden von Fahrstühlen und Rolltreppen, Fahrrad fahren oder wenigstens zweimal pro Woche einen langen Spaziergang machen, kann jeder hinbekommen. Der Kapha-dominierte Mensch muss sich in Bewegung setzen. Auch geistige Bewegung durch neue Interessen, neues Lernen oder neues Engagement zählt. Aber körperliche Bewegung muss sein. Und gleichzeitig kann der Mensch mit zu hohem Kapha seine Ernährung umstellen. Dazu sind die folgenden Tipps ein Anfang.

Die Empfehlungen für eine Kapha-Ernährung lauten:

Morgens gibt es als Erstes ein Glas warmes Honigwasser (1 Teelöffel) und dann jede halbe Stunde eine Tasse Ingwerwasser oder einfach heißes Wasser. Nur vor und nach den Mahlzeiten ist eine Trinkpause von mindestens einer halben bis ganzen Stunde einzuhalten. Regelmäßig drei Tagesmahlzeiten sind genug. Zwischenmahlzeiten gibt es nicht. Die Speisen sollten überwiegend gekocht und warm sein. Frisches Obst, Salat und Rohkost sind zur Mittagsmahlzeit, die auch die größte sein sollte, am bekömmlichsten. Und alle salzigen, fettigen, süßen, frittierten und scharf gebratenen Speisen, sowie Sahne, Käse, Zucker, Fleisch und Wurst sollten weitgehend gemieden werden. Salz (Steinsalz) soll nur wenig konsumiert werden. Natürlich gibt es immer noch eine große Zahl leckerer, bekömmlicher Lebensmittel, die gegessen werden können. Und abgesehen von der Regel „zwei Handvoll sind genug" zu einer Mahlzeit, gibt es weder Beschränkungen noch Kalorienzählen.

Die Lebensmittel, die Kapha regulieren, (scharf, leicht, trocken, herbbitter, erhitzend) sind Folgende:

- Hülsenfrüchte: rote Linsen, Mungobohnen, andere Hülsenfrüchte wie Erbsen, braune Linsen und dicke Bohnen, aber keine Sojaprodukte oder schwarze und weiße Bohnen.
- Getreide: Buchweizen, Gerste, Hafer, Roggen, Dinkel, Reis, Mais und Hirse, aber weißer Reis und Basmati nur in kleinen Mengen.
- Gemüse: Auberginen, Artischocken, Blattsalate, Brokkoli, Blumenkohl, Chicorée, Erbsen, Karotten, Fenchel, Keimlinge, Kartoffeln, Kohl, Knoblauch, Mangold, Paprika, Okra, Pilze, Petersilie.
- Rosenkohl, Rettich, Rote Bete, Spargel, Sellerie, Sprossen, Spinat, Zwiebeln und Wirsing.
- Obst: Aprikosen, Äpfel, Birnen und Beeren, Dörr- und Trockenobstsorten, Kirschen, Granatapfel, Mango, Pfirsiche, Preiselbeeren, Rosinen.
- Nüsse und Samen: nur Sonnenblumen- und Kürbiskerne in kleinen Mengen.
- Öle und Fette: Ghee, Olivenöl, Sonnenblumenöl, Mandel-, Mais- und Sesamöl in kleinen Mengen.

- Milchprodukte: Ghee, wenig Frischkäse, verdünnte Kuhmilch, Lassi und Ziegenmilch.
- Süßes: Honig
- tierische Produkte: Huhn oder Pute – das dunkle Fleisch, Rührei, Garnelen und Wild.
- Gewürze: alle wärmenden und scharfen Gewürze, Zimt, Kurkuma, Ingwer, Nelken, Pfeffer, Kardamom, schwarzer Pfeffer, Chili, Koriander, Senfsamen und Meerrettich.

Wer mehr wissen will, findet zahlreiche weiterführende Informationen unter den Stichworten Kapha-Ernährung oder Abnehmen mit Ayurveda im Internet, die ihm helfen, sich ein geeignetes Programm zusammenzustellen. Wenn jemand sehr viel Gewicht verlieren möchte oder muss, tut er gut daran, sich von einem ayurvedischen Therapeuten beraten und behandeln zu lassen, damit er hinterher sagen kann: „Ja, da sind die Pfunde nur so gepurzelt."

6. Kapitel: Rezepte

Ayurvedische Küche ist darauf bedacht, die Doshas der essenden Menschen im Gleichgewicht zu halten. Deshalb gilt die Regel: Zu jeder Mahlzeit sollen alle Rajas (Geschmacksrichtungen) in den Gerichten vertreten sein. So ist sichergestellt, dass jeder Konstitutionstyp die Energien bekommt, die für ihn für ein gesundes Gleichgewicht nötig sind. Das wird durch die Zutaten und vor allem durch die genutzten Gewürze erreicht. Die hier folgende kleine Auswahl an Rezepten soll zeigen, wie lecker und abwechslungsreich und wie einfach zu kochen, ayurvedische Küche sein kann.

Zum Frühstück

Ayurvedischer Frühstücksbrei für 2 Personen
80 - 100 g Haferflocken (oder Dinkelflocken, Dinkelgrieß, Amarant, Quinoa oder Hirse)
500 ml Biomilch
1 TL Ghee
1 EL Sultaninen (oder anderes Trockenobst))
je eine Msp. Ingwerpulver und Zimt (oder andere Gewürze nach Geschmack)
Auch eingeweichte frische, zerkleinerte Mandeln oder frische Obstsorten sind möglich, um Abwechslung zu haben. Milch, Flocken oder Getreide sowie Sultaninen oder anderes Trockenobst erhitzen, Ghee und Gewürze zufügen, beständig rühren und einmal aufkochen lassen. Danach bei schwacher Hitze 5 bis 10 Minuten quellen lassen.

Anpassung für die einzelnen Dosha-Typen: Vata-Menschen können ihren Brei mit zusätzlicher Sahne und einem weiteren Teelöffel Ghee oder mit Mandelmus sahniger, süßer und cremiger machen.

Pitta besänftigt sein Verdauungsfeuer am besten zeitig mit Pitta-Churna. Und Kapha-Typen mischen 250 ml Milch mit 250 ml Wasser, fügen ihrem Brei Kardamom zu und dürfen sich einen halben Teelöffel Honig gönnen.

Zum Mittagessen

Hirsebällchen an Koriander-Chutney mit gegrillter Melone und Salat

Hirsebällchen:

100 g Hirse
1 große Kartoffel, mehlig kochend
1 TL Koriandersamen, gemahlen
etwas Muskatnuss, frisch gerieben
1 Prise Steinsalz
10 g Kurkumaknolle oder 5 g Pulver
1 TL Ghee
3 EL geschälter Sesam
Chutney:

1 Bund Koriander
100 g Joghurt
Abrieb und Saft einer Zitrone
1 Prise Steinsalz
je 1 TL gemahlener Fenchel und Koriander
Salat:

1 kleine Gurke
1 Chicorée
2 Radieschen
1 kleiner Bund Minze
1 Orange
3 EL Walnussöl

1 Prise Pfeffer, schwarz oder Urwald
1 TL Kreuzkümmel, geröstet
½ TL Jaggery oder aber braunen Rohzucker
Gegrillte Melone:

1 kleine Wassermelone mit möglichst wenigen Kernen
1 Kurkumaknolle
Zubereitung der Hirsebällchen:

Die Hirse nach Anleitung kochen und dämpfen, die geschälte Kartoffel dämpfen. Die Kurkumaknolle fein reiben. Zuletzt die Kartoffel zerstampfen und mit Hirse, Gewürzen und Ghee mischen. Die Masse zu Bällchen formen und im Sesam rollen. Danach nur noch zehn Minuten bei 180 Grad im Backofen warm machen.

Zubereitung Chutney:

Den etwas klein geschnittenen Koriander mit der Zitrone, den Gewürzen und dem Joghurt pürieren.

Zubereitung Salat:

Die Gurke schälen und mit den Sparschäler in dünne Streifen schneiden. Mit Salz bestreuen und Wasser ziehen lassen. Zehn Blätter vom Chicorée lösen und den Rest dann in Streifen schneiden. Das Gurkenwasser mit dem Öl, den Gewürzen und dem Saft der Orange mischen. Die Radieschen in Miniwürfel schneiden. Jetzt die Gurke, die Chicoréestreifen, die Marinade und den Großteil der Radieschenwürfel mischen, auf je fünf Chicoréeblättern anrichten und mit den restlichen Radieschenwürfeln verzieren.

Zubereitung der gegrillten Melone:

Die Melone in Scheiben von etwa zwei Zentimetern schneiden und mit einer Ausstechform in Kreise oder eine andere Form bringen. In einer Grillpfanne ein bis zwei Minuten pro Seite grillen, bis das Grillmuster auf der Oberfläche des Fruchtfleisches gut zu sehen ist.

Kurkumastreifen zur Dekoration:

Kurkuma schälen und in Streifchen schneiden, in heißem Ghee frittieren, bis sie goldgelb sind, abtropfen lassen und über den Hirsebällchen verteilen.

Zum Abendbrot

Chilischarfe Kürbis-Selleriesuppe (für 4 Personen)

Zutaten:

1 kleiner Hokkaido, gewaschen, entkernt und in Stücke geschnitten
½ Sellerieknolle, gesäubert und gewürfelt
1 große Kartoffel, gewaschen, geschält und gewürfelt
1 kleine Stange Porree, in Streifen geschnitten
je 1 TL Kreuzkümmel, Koriander und schwarze Senfkörner
1 EL Blätter vom Bockshornklee oder Liebstöckel
1 Chilischote, in Streifen geschnitten
1 große Ingwerscheibe, in Streifen geschnitten
1 Knoblauchzehe, fein gewürfelt
½ TL Kurkumapulver
¾ Brühwürfel
1½ l Wasser oder Ingwerwasser
1 Prise Hing
Kokospaste
½ Bund Koriander, fein gewiegt
1½ EL Ghee
Salz
Pfeffer
geröstete Kürbiskerne und etwas Crème fraîche zum Abschmecken
Das Ghee in den Topf geben und die Senfkörner darin anrösten, bis die

Körner aufspringen. Gewürze trocken anrösten, abkühlen und dann mit den Methiblättern im Mörser zerstoßen, bis der Duft freigesetzt wird und zu den Senfkörnern in den Topf geben. Dann Knoblauch, Chili und Ingwer dazu und zum Schluss die Kurkuma kurz mit dünsten. Danach das vorbereitete Gemüse zufügen und andünste. Danach mit der Gemüsebrühe auffüllen, einmal aufwallen lassen, Temperatur reduzieren und leicht köcheln lassen, bis das Gemüse gar ist. Anschließend die Kokospaste dazugeben, noch einmal aufkochen und dann pürieren. Abschmecken, Korianderblätter hinzufügen und mit etwas Crème fraîche garnieren.

Zum Dessert

Leckere Mango-Papayacreme (für 4 Personen)

Zutaten:

½ Mango
½ Papaya
2 EL Rohrzucker
je ¼ TL Ingwer- und Vanillepulver
je ½ TL Kardamom und Zimtpulver
200 g Sojasahne
Rosenwasser und etwas Ahornsirup zum Abschmecken
Für die Garnitur ein wenig Frucht und Raspelschokolade.

Zubereitung:

Die Früchte pürieren und mit Zucker und den Gewürzen verrühren. Die steif geschlagene Sojasahne unter das Fruchtmus heben, abschmecken, in vier Gläser füllen und mit geraspelter Schokolade und Früchten garnieren.

7. Kapitel: Ayurvedische Massagen und ihre Bedeutung für die Gesundheit

Viele Menschen verbinden Ayurveda sofort mit Massage, weil zum Beispiel sanfte Ölmassagen, die so wunderbar entspannen, vitalisieren oder Verspannungen lösen, und deshalb möglicherweise Schmerzen reduzieren und sicher helfen, den schwierigen Alltag einmal loszulassen, natürlich eine tolle Sache sind, die im Wellnessbereich gern angeboten werden. Das wird aber weder der ayurvedischen Lehre noch den Massagen selbst wirklich gerecht. Im Ayurveda sind die unterschiedlichen Massageformen wirkmächtige Therapien und meist Teil einer umfassenderen Behandlung. Deshalb folgt hier ein Überblick über verschiedene ayurvedische Massageformen.

Ölmassagen (Abhvanga)
Am bekanntesten ist im Westen die Synchronmassage, die zwei Therapeuten gemeinsam zur gleichen Zeit durchführen. Es wird hier und bei anderen Ölmassagen viel mit warmem Öl gearbeitet. Je nach Behandlungsziel ist das Öl zuvor mediziniert, das heißt, medizinisch wirksam gemacht worden, indem es mit Kräutern versetzt wurde. Dazu werden die Kräuter über mehrere Tage im Öl erwärmt, kurz aufgekocht und ausziehen gelassen, sodass dieses Öl die Wirkstoffe der Kräuter aufgenommen hat.

Das Öl wird individuell und sehr sorgfältig für jeden Patienten einzeln hergestellt. Die Zeit der Ausführung wird genau abgestimmt, da eine ayurvedische Massage erst ausgeführt wird, wenn die letzte Mahlzeit vollständig verdaut ist. Zur rechten Zeit wird das Öl im gleichmäßigen Tempo, mit wenig Druck und in langen Strichen einmassiert. Die heilsame Wirkung ergibt sich aus der Zusammensetzung des Öls und aus der Massagetechnik. Und da die Öle für 50 – 70 % der Wirkung ursächlich sind, ist leicht ersichtlich, dass ein entsprechend ausgebildeter Arzt oder Therapeut hier gefragt ist. Nicht nur müssen die medizinischen Öle mit entsprechender Sachkunde hergestellt werden, und die Massage selbst fachgerecht, nach den Regeln der ayurvedischen Massagekunst ausgeführt werden, der Behandler muss auch wissen, wann eine Ölmassage schaden würde.

Kontraindiziert ist eine Ölmassage zum Beispiel immer dann, wenn zu viel Kapha im Körper vorherrscht und wenn sich zu viel Ama (Schlackstoffe) angesammelt hat, wenn der Hilfesuchende Fieber hat, wenn er Wasseransammlungen aufweist und so weiter. So ist es gut, dass es nicht nur die Ölmassagen gibt. Ayurveda kennt noch weitere Massageformen, die je nach Art der Beschwerden, nach Konstitutionstyp und anhand der therapeutischen Zielsetzung und je nachdem, ob sie zur Vor- oder Nachbehandlung einer Anwendung dienen, angewandt werden können.

Weitere Massageformen

Udvartana ist eine Massage mit fein gemahlenen Pflanzenpulvern. Das Pulver kann mit Öl zur Paste vermengt oder in Pulverform erwärmt werden. Die Pulvermassage hilft bei Juckreiz und einer Neigung zur Nesselsucht. Die Haut wird rein und glatt. Und sie wird gefestigt.

Garshan ist eine Massage mit Seidenhandschuhen, die kräftig ausgeführt wird und belebend und stimulierend wirkt. Garshan ist oft für Kapha angezeigt, der ja keine Ölmassage verträgt. Garshan regt den Lymphfluss an, stärkt das Bindegewebe und fördert die Durchblutung. Das Hautbild wird feiner, weil die abgestorbenen Zellen an der Oberfläche entfernt werden.

Die **Mamarpunktmassage** (Marmas sind Energiepunkte und Nadis Energiebahnen) nimmt Einfluss auf die Doshas, indem sie durch Auftragen und Einmassieren von Ölen oder anderen Mitteln auf die Marmas (von denen 107 Punkte genau definiert sind), diese Punkte aktiviert. So können Ayurvedatherapeuten auf Organe, Körperkanäle und Gewebe Einfluss nehmen. Es ist in der ayurvedischen Lehre genau beschrieben, welche Wirkung eine Störung oder Verletzung dieser Punkte haben kann, und was mit der Massage erreicht werden kann. Generell wirkt die Stimulation der Marmapunkte auf Körper, Geist und Seele ausgleichend.

Padabhyanga ist wieder eine Ölmassage, diesmal eine Fußmassage. Durch die Verbindung der Fußsohlen mit Augen und Ohren kommt diese Massage bei Problemen und Störungen dieser Sinnesorgane zum Einsatz. Wird sie am Abend gemacht, dann verhilft sie zum leichteren Einschlafen und sie verbessert den Tiefschlaf.

Der Nutzen der ayurvedischen Massagen (sinngemäß)

Schon im 7. - 8. Jahrhundert nach Christus beschreibt ein Lehrtext des Vagbhata die Wirkung der ayurvedischen Massage:

- Sie normalisiert den Alterungsprozess und verhindert vorzeitiges Altern.
- Sie neutralisiert zu viel Stress.
- Das Nervensystem wird harmonisiert.
- Das Sehvermögen bessert sich.
- Der Aufbau gesunder Gewebe wird unterstützt.
- Langlebigkeit wird gefördert und die ayurvedische Massage hilft bei Schlaflosigkeit.
- Und zu guter Letzt fördert sie die psychische und geistige Stabilität.

Alle ayurvedischen Massagen sollten nur von ausgebildeten Ayurveda-Massagetherapeuten durchgeführt werden. Eine Anordnung oder Rezeptur durch den ayurvedischen Arzt ist in vielen Fällen angeraten. Und obwohl das dann mit Ayurveda nicht viel zu tun hat, spricht nichts dagegen, sich durch eine Massage oder Fußmassage mit angewärmtem Öl, vielleicht mit einem schönen Duft versetzt, verwöhnen zu lassen.

8. Kapitel: Ayurvedische Psychologie, Yoga und Meditation

Ayurvedische Psychologie oder: „Glücklich und zufrieden mit dem eigenen Konstitutionstyp sein."
Persönlichkeit und Charaktereigenschaften (Gunas)

Unsere Persönlichkeit wird von unterschiedlichen Aspekten geprägt: Erziehung, Bildung und Erfahrungen in früher Kindheit und im familiären Bereich kommt der größte Einfluss für unsere Charakterbildung zu. Laut Ayurveda wirken sich diese Aspekte auf die körperliche und mentale Konstitution aus. Aber die Grundkonstitution, (die individuelle optimale Dosha-Verteilung) des Menschen, ist die bleibende Komponente in seinem Leben. Sie gut zu verstehen und zu akzeptieren sowie darauf Rücksicht zu nehmen, hilft dabei, geduldig, gelassen und mit Freude das Leben zu leben. Konkret heißt das, wer wir sind, hängt davon ab, in welcher Weise sich die Doshas (Pitta, Kapha, Vata) und die Gunas (Rajas, Tamas, Sattva) zeigen.

Dabei ist die Grundkonstitution (Deha-Prakrti), welche durch die drei Doshas gebildet wird, unveränderbar. Die mentale Konstitution (Manas-Prakrti) unterliegt jedoch unserem direkten Einfluss. Und natürlich kann man mit den Herausforderungen des täglichen Lebens sehr viel besser umgehen, wenn man weiß, womit man von Natur aus eben gut oder weniger gut zurechtkommen kann. Das heißt zum Beispiel, dass ein Kapha-Konstitutionstyp wahrscheinlich kein Spitzensportler werden wird, aber doch, wenn es nicht so sehr auf Schnelligkeit und Wendigkeit, sondern auf Ausdauer ankommt, durchaus punkten kann. Ein überschäumendes Temperament ist typisch Pitta. Und ein Vata wird auch im Beruf Bewegung brauchen.

Die Konstellation der Doshas gleicht der Hardware eines Computers und bestimmt den Rahmen der Persönlichkeit, sie bestimmt die Grundstrukturen und die optimalen Funktionsmechanismen. Die mentale Konstitution stellt dagegen die Software zur Verfügung, durch die Daten des Lebens interpretiert werden, die Geschehnisse seelisch verarbeitet werden und durch die die individuelle Persönlichkeit geprägt wird. Nun gilt logischerweise umso mehr, da der Mensch körperlich und geistig auf Gutes und weniger Gutes gleich auf zwei Ebenen typgerecht reagiert: Je gesünder die körperliche Grundkonstitution ist, desto besser werden auch mental die störenden und schwierigen Aspekte des Lebens verarbeitet.

Nach ayurvedischer Lehre geht der psychischen Krankheit voraus, dass es an Ojas (das bedeutet vitale Lebensenergie) mangelt. Auch bei einer psychischen Störung ist nach dem Ayurveda nötig, als Basis für weitere Maßnahmen, für eine gute Verdauung und einen gesunden Zellstoffwechsel zu sorgen. Das Ojas lässt sich dann mittels vitalstoffreicher Nahrung und Verwendung von Gewürzen und Heilkräutern wieder erneuern. Aber damit ist es noch nicht getan. Denn für den Ojas-Verlust gab es ja Ursachen, die ebenfalls gefunden und verarbeitet werden müssen, damit sie nicht wieder zum Verlust der Lebensenergie und Vitalität führen. Solche Ursachen können in der Vergangenheit liegende schmerzliche Erfahrungen sein, die noch nicht bewältigt werden konnten, geistiger Stress oder unterdrückte Gefühle.

Unser Charakter

Unsere Persönlichkeit und unsere Charaktereigenschaften, mit denen wir schon zur Welt kommen, und die wir nur bedingt vermindern oder ausgestalten können, sind Teil von uns. Diese ändern zu wollen, wird kaum gelingen. Und es ist auch nicht erstrebenswert, die Qualitäten, die uns einzigartig machen, gegen andere umtauschen zu wollen. Was allerdings Charakterschwächen anbelangt, die zu krankhaften Entwicklungen führen können, geht der ayurvedische Arzt davon aus, dass diese beeinflusst werden können. Wie der Körper weist auch der Geist veränderliche mentale Konstitutionen auf, die Gunas genannt werden.

Diese sind Tamas, Rajas und Sattva

- **Tamas** wird gekennzeichnet von: Schlaf (wobei zu viel Schlaf als Krankheitszeichen angesehen wird), Lethargie und Faulheit, Aufschieben von Tätigkeiten, als Merkmal der Person, Interesselosigkeit, Antriebslosigkeit und schließlich Depression.

- **Rajas** aktiviert und sorgt für Unruhe, sodass sich Gedanken und Körper bewegen müssen, es kann in der nächsten Stufe, wenn der Geist durch irgendetwas permanent gebunden und beschäftigt ist, zu „geistigem Durchfall" kommen. Ungeduld und Entscheidungsschwierigkeiten sind weiteres Merkmal von Rajas und zuletzt Aggression, Wut und Gewalt.

- **Sattva** bedeutet, dass ein Mensch ruhig, friedlich, schön, freudig und begeistert und letztlich gut ist.

Ziel aller Einflussnahme auf das Geistig-Seelische ist es im Ayurveda, möglichst viel der aufbauenden Kraft Sattva zu entwickeln, und damit den lähmenden oder potenziell zerstörerischen Kräften von Tamas und Rajas entgegenzuwirken. Das Maß an Sattva, das wir jeweils entwickeln können, entscheidet darüber, wie unser geistiges Klima aussieht und wie wir unsere Persönlichkeitsmerkmale für uns und andere nutzen.

Konstitutionsbedingte Eigenschaften

Eine Vata-Persönlichkeit verfügt über Offenheit und Kreativität. Sie ist spontan. Vata nimmt ihre Welt mit allen Sinnen wahr, ist neugierig und kommunikativ und lernt gut. Sie kann sich auf Menschen und Situationen einstellen. Sie hat ein gutes Kurzzeitgedächtnis. Ein zu hoher Vata-Anteil kann aber zu Nervosität und Unsicherheit, Schüchternheit und Ängsten, Zweifeln und Sorgen führen.

Ein Mensch, der Pitta geprägt ist, zeigt sich intelligent, ausdrucksstark und ehrgeizig. Er ist zielstrebig und erobert sich seine Welt. Er verlangt viel von sich und auch von den anderen, er ist wettbewerbsorientiert, wortgewandt und überzeugend. Übersteigerter Ehrgeiz, Perfektionismus, Wut und Ärger sowie Selbstüberschätzung sind die Folge eines zu hohen Pittas.

Kapha-Menschen haben eine von sich aus ruhige, zufriedene und freundliche Grundhaltung. Sie sind treu und bequem sowie sozial eingestellt. Sie haben vor allem für ihre Familie und Freunde, gutes Essen und die Dinge, die man im Leben genießen kann, Interesse. Aber ein hoher Kapha-Anteil kann zu Faulheit, Mangel an Wahrhaftigkeit, Ignoranz und Antriebslosigkeit führen und eine Depression bewirken.

Zeigen sich nun die konstitutionsbedingten Persönlichkeitsmerkmale, die mit zu hohem Dosha in Zusammenhang stehen, dann kann ausreichend Sattva Guna bewirken, dass keine psychischen Krankheiten entstehen. Der Vata-Typ liefert sich seinen Ängsten nicht aus und überwindet seine Schüchternheit, weil er fähig zur Begeisterung ist. Kapha gelingt es, gelegentliche Antriebslosigkeit durch die Freude an seinem Tun zu überwinden und Pitta hält sein überschießendes Temperament und seine Wut durch Geduld und Güte im Zaum.

Sicher klingt das übertrieben und ganz sicher muss das gründlich und sehr bewusst geübt werden. Und hier kommen Yoga und Meditation ins Spiel. Yoga und Meditation sind eng mit der ayurvedischen Lehre verknüpft, denn es sind die Mittel, die zur Herstellung und Förderung unserer Gesundheit auf das Geistig-Seelische Einfluss nehmen. Wie der Leser ja inzwischen weiß, zielt Ayurveda nicht auf den Körper allein, sondern ganzheitlich auf Körper, Geist und Seele, Lebensumstände und Lebensumfeld ab, denn das Ziel der ayurvedischen Heilslehre ist viel mehr, als nur eine Behandlung von Symptomen.

Meditation

Der Begriff Meditation, der auf das lateinische Wort „meditare" zurückgeht, meint, „zur Mitte hingehen und dort verweilen". Diese Mitte, der in uns seiende göttliche Funke, das innere Selbst und das, was uns im tiefsten Inneren ausmacht. Wenn wir und Erkennen und Wahrnehmen lernen, dann kann uns dies nähren und inspirieren, es wird uns Seligkeit schenken und zur Heilung auf allen Ebenen führen.

Ayurveda geht von einem Menschenbild aus, bei dem der Persönlichkeitskern des Menschen vollkommen gesund ist. Dieser Kern ist die Quelle der Lebensenergie, die innere Kraftquelle. Meditation öffnet den Zugang zu dieser inneren Kraftquelle, sie unterstützt und trainiert die bewusste Wahrnehmung, sie führt zu Entspannung, innerer Stabilität und Gelassenheit und führt auf der körperlichen Ebene zur Aktivierung von Selbstheilungskräften. Deshalb wäre es förderlich, wenn Meditation ein selbstverständlicher Teil des täglichen Lebens würde; zumal der intensive innere Bezug zum eigenen Selbst gleichzeitig dazu führt, auch weitere gesundheitsfördernde Verhaltensweisen anzunehmen und mehr Motivation zur Veränderung, wo diese notwendig ist, aufzubringen.

Dabei ist die vedische Meditation eine einfache, von jedem leicht zu erfassende Methode. Der Gewinn ihrer Anwendung ist: Das Reinigen des Geistes und die Verbindung zu unserer Seele sowie Zugang zum Bereich aller Möglichkeiten - wir erreichen dasjenige in uns, das uns in uns selbst mit allem verbindet, was ist. Die vedische Mediation basiert auf uralten Erkenntnissen der Veden, die uns auch heute ein Gesetz des Lebens vermittelt: Wo wir unsere Aufmerksamkeit hinlenken, kann es Gedeihen und Wachstum geben. Das ist deshalb so, weil mit der Aufmerksamkeit Energie dorthin gelenkt wird. Aufmerksamkeit auf das Vollkommene, den göttlichen Teil in uns, Âtma, führt zum Einklang mit der gesamten Schöpfung.

Wir können reinere Facetten unseres inneren Wesens erfahren und leben. Durch regelmäßige Meditation erhalten wir tiefere Einblicke in größere Zusammenhänge und können diese besser verstehen. Wir erleben Verinnerlichung, tiefe Ruhe und Entspannung inmitten all unserer Hektik. Dadurch lösen sich Stress und Verspannung. Wir gewinnen mehr Energie, Krankheiten bessern sich und treten weniger häufig auf. Wir können uns besser konzentrieren und gewinnen an Lebensqualität. Und das stimmt sehr überein mit den Zielen ayurvedischer Heilbehandlung und Lebensführung.

Ayurveda und Yoga

Ayurveda und Yoga gehen entwicklungsgeschichtlich nicht auf die gleichen Wurzeln zurück, aber sie ergänzen sich gegenseitig sehr gut. Yoga ergänzt Ayurveda und umgekehrt. Gemeinsam können sie sich in der Auswirkung auf die geistige und seelische sowie körperliche Gesundheit, Lebenskraft und Lebensfreude steigern. Es entstehen manchmal geradezu unschätzbare Synergieeffekte. Die klassischen Techniken des Yogas sind die beste Methode, die Entwicklung des sattvischen Ausdrucks der Persönlichkeit, die Ziel der ayurvedischen Psychologie ist. Ayurveda hat seinen Schwerpunkt im Bereich der körperlichen Ausgeglichenheit. Yoga zielt verstärkt auf das psychische Gleichgewicht und auf den geistigen Frieden ab. Meditation und Achtsamkeit, Bewegung und Atmung sind hier Inhalt der Therapie.

Vor allem die Atemübungen des Pranayama mit ihrer Reinigungskraft und ebenso die hochwirksamen Konzentrationsübungen der stillen Meditation, die uns zu unserer Mitte finden lassen, wirken wie eine geistige Lupe, die uns die Dinge finden lässt, die uns geistig-seelisch aus dem Gleichgewicht bringen. Sie sind deshalb optimal zur Vorbeugung und auch zur Abwehr von geistigen und seelischen Störungen geeignet. Liegen schon erkennbare psychische oder psychosomatische Störungen vor, dann braucht der Patient zusätzlich zur täglichen Yoga- und Meditationspraxis auch eine individuelle Mischung aus Maßnahmen (Massage, Ernährung, Heilkräuter), die seine Doshas ausgleichen, und psychologische Beratungsgespräche, um Sattva nachhaltig und wirksam zu stärken.

Es wirken in diesen Fällen der schon weiter entwickelten Störungen die Mantra-Rezitationen sehr gut. Sie helfen, sich zur Aktivität zu überwinden und in der Meditation darin zu üben, liebevoll zu reflektieren. Yogaübungen (Asana) führen über den Körper zum Frieden im Geist. Aber trotz der Selbsterfahrung darf die körperliche Balance nicht vernachlässigt werden. Ayurveda lehrt, das rechte Maß zu finden, die körperliche Seite und die Energien des Lebens zu stärken, um im Alltag vital sein zu können, im Einklang mit der Natur, in natürlichem Rhythmus. Da Körper, Geist und Seele eine untrennbare Einheit sind, gehören die geistige Entwicklung und das körperliche Gleichgewicht wie zwei Seiten einer Münze zusammen.

Eine ayurvedische Weisheit sagt (ebenso, wie westliche Erkenntnis) sinngemäß: Die geistige Entwicklung eines Menschen trägt zu Gesundheit und einem langen Leben bei. Der Mensch findet aufgrund seiner seelischen Entwicklung einen Sinn im eigenen Tun und kann sich deshalb davon erfüllt fühlen. Er entfaltet sich und bricht häufiger zu neuen Ufern auf. Und er besitzt die besten Voraussetzungen dafür, gesund zu bleiben. Die beste Medizin ist es, im eigenen Leben glücklich zu sein. Und Glück kommt bekanntlich nicht von außen, sondern entsteht aus dem Frieden im eigenen Geist.

9. Kapitel: Pflanzenmedizin im Ayurveda

Eine weitere Säule der ayurvedischen Heilkunde ist die Pflanzenmedizin. Dabei ist diese Medizin noch im Allgemeinwissen bei den älteren Menschen in Indien verankert, weil sie in die tägliche Ernährung integriert ist. Die Kenntnis über die gesundheitsfördernde Wirkung von pflanzlichen Nahrungsmitteln und vor allem Kräutern und Gewürzen ist Bestandteil der traditionellen ayurvedischen Küche und der althergebrachten Lebensweise. Der Mensch aus Indien, der Nahrungsmittel nach der ayurvedischen Lehre zubereitet und aufnimmt, kennt die Wirkung seiner Lebensmittel auf die Doshas (die Lebensenergien). Er beachtet die Weisung, bei jeder Mahlzeit alle Rasas (Geschmacksrichtungen) auf den Tisch zu bringen.

Wenn eine Erkrankung aufkommt, dann weiß er aufgrund langer Traditionen, was er zu sich nehmen muss und wie er sich verhalten muss, um wieder gesund zu werden. Sprich ins körperliche und seelische Gleichgewicht zurückzukommen und welche Pflanze ihm dabei hilft. Außerdem wird die Pflanzenmedizin gemeinsam mit den anderen ayurvedischen Methoden von Ärzten und traditionellen Heilern zur Behandlung eingesetzt, wenn es der individuelle Behandlungsbedarf so vorsieht. Im Abschnitt über medizinierte, das heißt mithilfe von Pflanzenbestandteilen medizinisch wirksam gemachte Öle, hat der Leser schon erfahren, dass solche Öle zu Heilmassagen genutzt werden. Auch von Massagen mit Kräuterpulver war die Rede, von Pasten und Substanzen von Kräutern und Wurzeln, die heilsam wirken, und von Anwendungen, die ein Ayurveda-Arzt für seinen Patienten individuell herstellt.

Im Folgenden werden Pflanzen vorgestellt, die gesundheitsfördernd wirken, indem sie Dosha-Energien ausgleichen. Wo es passt, sind auch in Europa heimische Pflanzen und Kräuter eingefügt. Die Auswahl der Pflanzen ist relativ willkürlich und sehr begrenzt. Wer gerne mehr über Pflanzenheilkunde im Ayurveda lernen will, findet weitere Informationen im Internet und auch Kursangebote mit dem gewünschten Inhalt.

Im Text weiter oben wurden schon viele Heilpflanzen und Kräuter genannt. Hier folgt noch einmal eine grobe Übersicht:

- Kapha regulierende Pflanzen, Kräuter und Gewürze sind alle wärmenden und scharfen, leichten, bitteren und trockenen Gewürze wie Basilikum und Eukalyptus, Knoblauch, Minze, Schafgarbe, Kurkuma und Zimt, Ingwer und Nelken, Pfeffer und Kardamom, schwarzer Pfeffer, Chili, Koriander, Senfsamen und Meerrettich, Salbei und Senf, Baldrian, Chicorée, Wegwarte und viele andere mehr.

- Vata regulierend wirken wieder andere Pflanzen mit süßer, saurer und salziger Grundtendenz. Zimt, Wacholder, Thymian, Oregano, Lavendel, Süßholz und Muskat, Kardamom und Hagebutte, Fichte, Dill, Chili, Calendula, Arnika und Anis haben die nötige Energie, um Vata-Dosha in das Gleichgewicht zu bringen.

- Und folgende Pflanzen sind wohltuend bei Pitta-Überschuss: Süßholz, Rose, Melisse, Löwenzahn, Limone, Brennnessel, Distel, Frauenmantel und Himbeere. Brennnessel und Löwenzahn können auch als Gemüse den Speiseplan bereichern. Diese Pflanzen haben herbe, bittere und süße Rasas. Scharfe Pflanzen und Kräuter aktivieren Pitta.

<u>Massageöle und Salben</u>

Rosenöl, Lavendelöl, Quittenöl und Johanniskraut-Öl sind neben vielen anderen auch in Europa wohlbekannt und werden zur Linderung von Beschwerden und Unterstützung der Gesundheit als Massageöle verwendet. Sie dienen gleichzeitig als Grundlage für Salben.

Ayurveda

Im nächsten Abschnitt werden als Beispiele für ayurvedische Heilkräuteranwendung einige wenige Heilkräuter näher beschrieben. Wer sich jedoch die segensreichen Anwendungsmöglichkeiten heimischer und fernöstlicher Heilkräuter im Zusammenhang mit Ayurveda oder traditionell, nach den Überlieferungen seines eigenen Herkunftsraumes, zunutze machen will, muss sich Möglichkeiten zum vertieften Lernen selbst suchen (Bücher, kostenlose Internet-Heilpflanzenkurse, Ausbildungskurse, Zeitschriften – auch Kostenlose, wie die Apothekenumschau).

Baldrian

Die Wirkstoffe des Baldrians unterstützen bei Nervosität, Schlafstörungen und etlichen Erkrankungen mit psychosomatischen Anteilen. In solchen Fällen kann Baldrian als Tee, Tinktur, nicht-alkoholischer Auszug oder Pulver beziehungsweise Tabletten zur wirksamen Gesundheitsförderung eingesetzt werden.

Ayurvedische Wirkungsweisen: Von Baldrian werden normalerweise die Wurzeln verwendet und manchmal die Blüten. Entsprechend den ayurvedischen Geschmacksrichtungen, (Rasa) ist Baldrian bitter und scharf, süß und zusammenziehend.

Die Geschmacksrichtung *bitter* hat folgende Wirkung: Sie senkt Fieber, wirkt antibakteriell, ist antiseptisch, tötet Keime und entgiftet. Bitter wirkt reinigend auf Blut und Gewebe, hat aber eine leicht schwächende, herabsetzende Wirkung auf den Körper. Die Geschmacksrichtung *scharf* regt an, wirkt verdauungsfördernd und appetitanregend. Sie stabilisiert den Kreislauf und schiebt die Körperfunktionen an, während es Ansammlungen schädlicher körperfremder Stoffe abbaut. Die Geschmacksrichtung *zusammenziehend* wirkt blutstillend, schweißhemmend, wirkt gegen Durchfall und als gutes Wundheilmittel. Ayurvedisch gesehen senkt Baldrian das Vata und Kapha und erhöht das Pitta. Letzteres besondere bei übermäßiger Verwendung.

Baldrian ist besonders wirksam für den gesunden Aufbau von Geweben, Muskulatur, Nerven und Knochenmark, Plasma und folgende Systeme: Nerven, Atmung und Verdauung.

Hauptsächlicher Einsatz bei den folgenden ayurvedischen Indikationen: Schlaflosigkeit, Hysterie, nervöser Husten, Schwindel, Herzklopfen, Migräne, Blähungen, chronische Hauterkrankungen, Kolik. Baldrian hilft laut ayurvedischer Sicht bei Nervenstörungen, die durch erhöhtes Vata verursacht sind. Es befreit Darm, Gelenke, Blut und Nerven von überschüssigem Vata. Baldrian wird als Tee aus der Wurzel und seltener aus den Blüten 1 - 3 Mal täglich genommen.

Brennnessel

Die Brennnessel und ihre Wirkung nach dem Ayurveda: Die ayurvedische Wirkung der Brennnessel ist zusammenziehend, leicht, erhitzend und herb, kühl, schwer und austrocknend. Sie wirkt blutstillend, kühlend und zusammenziehend. Die Brennnessel senkt Pitta und Kapha und erhöht Vata. Die Brennnessel wirkt besonders gut auf Plasma, Blut und Nerven und auf das Nervensystem, den Blutkreislauf und das Atmungssystem.

Bei folgenden ayurvedischen Indikationen setzen ayurvedische Heilkundige die Brennnessel gern ein: Blutungen, Blutzuckerregulierung, Asthma, Koliken, Verdauungsstörungen, Harnwegerkrankungen, Rheumatismus, Prostataerkrankungen, Hautirritationen, Neuralgien, Arthritis, Gicht und Kreislaufschwäche. Die Zubereitung kann unterschiedlich erfolgen. Als Gemüsepflanze entfaltet die Brennnessel in der Küche ihre wichtigsten Wirkstoffe in Gemüsezubereitungen und Suppen. Zu Heilzwecken wird die Brennnessel als Tee, Fußbad oder Tinktur verwendet. Für einen Heiltee wird getrocknetes Brennnesselkraut mit heißem, gerade aufgekochtem Wasser übergossen und muss dann 15 Minuten ziehen. Täglich zwei Tassen nach den Mahlzeiten getrunken, unterstützen die Gesundung.

Es sind keine Neben- oder Wechselwirkungen bekannt. Ätherisches Brennnesselöl sollte nur unter ärztlicher Aufsicht genutzt werden.

Dillkraut

Der Dill und seine Wirkung laut ayurvedischer Auffassung: Dill ist ayurvedischen Geschmacksrichtungen (rasa) entsprechend scharf und bitter. Die Eigenschaft ist ölig und die Wirkung erhitzend. Der Geschmack *scharf* regt an, ist verdauungsfördernd und appetitsteigernd. Scharf wirkt stabilisierend auf den Kreislauf und allgemein steigernd auf die Körperfunktionen, während es der Ansammlung von Schlackstoffen entgegenwirkt. Der bittere Geschmack weist auf fiebersenkende, antibakterielle und antiseptische sowie keimtötende und entgiftende Wirkung hin. *Bitter* steht für Blutreinigung und Entgiftung des Gewebes und es hat eine leicht ruhigstellende Wirkung auf den Körper.

Im Ayurveda wird Dill (Dillsamen) karminativ (blähungstreibend) eingesetzt, es wirkt menstruationsfördernd und Milch fördernd, er stimuliert das Herz und ist Auswurf fördernd. Dill hat eine beruhigende, krampflösende und auch stimmungsaufhellende Wirkung. Dill senkt Vata und Kapha und erhöht Pitta. Laut Ayurveda wirkt Dill auf die Gewebe (dhatus), auf das Plasma (rasa), die Muskulatur (mamsa), das Knochenmark und die Nerven (majja) und auf folgende Systeme (srotas): Nervensystem, Verdauungssystem und Atmung. Und im Einzelnen hält ein ayurvedischer Arzt den Einsatz von Dill bei den folgenden Indikationen für sinnvoll: Blähungen, Verdauungsstörungen und Koliken, Hämorrhoiden, Schluckauf, Zyklusstörungen, Gelenkschwellungen, Altersbeschwerden und Rheumatismus.

Zubereitung: Als Gewürz in der Küche dient Dill der alltäglichen Gesundheitsfürsorge. Es sollte frischer Dill sein, wobei in den Dillspitzen die Wirkstoffe konzentriert sind. Dill wird für Salate, Fischgerichte und Soßen sowie eingelegte Gurken verwendet.

Zubereitung und Verwendung zu Heilzwecken: Zur Heilung wird Dill als Tee, Gewürz oder Sitzbad verwendet. Für die Zubereitung des Sitzbades werden 30 g Samen auf 1 l siedendes Wasser gegeben und kurz aufgekocht. Danach 15 Minuten ziehen lassen.

Für einen Tee werden 2,5 g Dill mit einer Tasse gerade gekochtem Wasser aufgegossen. Ziehzeit 15 Minuten. Täglich können, jeweils nach dem Essen, bis zu zwei Tassen getrunken werden. Dillöl (Öl aus den Samen) wird als schmerzstillendes Mittel und bei rheumatischen Erkrankungen sowie Blähungen eingesetzt. Bei Ohrenschmerzen ist Dillöl ebenso wirksam. Als Tagesdosis werden folgende Mengen empfohlen: 0,5 bis 1 g Samen, 10 bis 20 ml Abkochung (Dekokt), 1 bis 2 Tropfen Öl.

Nach heutiger Kenntnis treten keine Nebenwirkungen auf. Dill beeinflusst andere Substanzen und Medikamente nicht. Das ätherische Öl des Dills sollte nur in Absprache mit dem Arzt und nach Anweisung genommen werden.

Johanniskraut

Das Johanniskraut und seine Wirkung nach dem Ayurveda: Johanniskraut ist nach der Einordnung in die ayurvedischen Geschmacksrichtungen (rasa) *bitter und zusammenziehend* (herb). Seine Grundeigenschaft ist schwer. Die Wirkung auf den Energiehaushalt ist erhitzend. Das Rasa herb (zusammenziehend, adstringierend) ist austrocknend, schwer und kühlend. Es behindert die Ausscheidung von Urin und Winden und wirkt leicht stopfend. *Zusammenziehend* wirkt immer kühlend und blutstillend. Die Geschmacksrichtung bitter wirkt auch beim Johanniskraut antibakteriell, antiseptisch, fiebersenkend, keimtötend und entgiftend. Bitter wirkt blutreinigend und entgiftend und es hat eine leicht schwächende und herabsetzende Wirkung auf den Körper.

Ayurveda

Der Einfluss des Johanniskrauts auf die Doshas nach ayurvedischer Lehre: Vata und Pitta werden ausgeglichen und Kapha wird verstärkt. Johanniskraut wirkt nach ayurvedischer Auffassung auf die Gewebe (dhatus), das Plasma (rasa), das Blut (rakta), die Nerven (majja), auf die zugehörigen Systeme (srotas)Verdauung und Nerven sowie die Atmung. Johanniskraut gilt als entzündungshemmend und krampflösend. Und es hat eine reinigende Wirkung. Es stärkt die Gewebe und es wird zumeist bei Hautkrankheiten verwendet. Im Einzelnen sind die Indikationen Hautprobleme, Neurodermitis, Ekzeme und eitrige Entzündungen, Störungen des Verdauungssystems, Atemwegsprobleme, Auffälligkeiten im Nervensystem, Wunden, Stiche und Schnitte, Sportverletzungen, rheumatische Beschwerden, Krämpfe, Virusinfektionen, Leber- und Gallenprobleme und Depression sowie Stimmungsschwankungen. Johanniskraut ist also auch laut Ayurveda sehr vielseitig einsetzbar.

Zubereitung und Anwendung zur Heilung: Als Tee nimmt man die Blätter und Blüten. Die, während der Blütezeit, etwa Mitte Juni gesammelten Blätter oder Blüten, werden im getrockneten Zustand verwendet. Für den Tee wird ein halber Teelöffel des getrockneten Krautes mit einer Tasse frisch gekochtem Wasser übergossen. Abgeseiht wird nach 10 bis 15 Minuten. Man trinkt morgens und abends eine Tasse. Johanniskraut-Öl, (auch Rotöl genannt), wirkt entzündungshemmend und beruhigt trockene oder schuppige Haut.

Rotöl kann durch Mazeration hergestellt werden: Johanniskrautblüten werden in gutes Oliven- oder Sonnenblumenöl gelegt. Das verschlossene Gefäß wird gelegentlich kräftig geschüttelt und in der Sonne oder an einem warmen Platz etwa zwei Monate stehen gelassen. Das Öl wird nach einiger Zeit rot. Nach der empfohlenen Zeit wird das Öl durch ein Tuch gefiltert und dann in dunklen Flaschen aufbewahrt.

Schafgarbe

Die Schafgarbe und ihre Wirkweise entsprechend dem Ayurveda: Die Schafgarbe ist laut den ayurvedischen Rasa bitter, scharf und zusammenziehend. Kräuter mit diesen Rasa wirken fiebersenkend, keimtötend, antibakteriell und entgiftend. *Bitter* reinigt Blut und ebenso das Gewebe im Allgemeinen und es hat eine leicht schwächende und beruhigende Wirkung auf den Körper.

Die scharfe Geschmacksrichtung ist förderlich für die Verdauung, anregend und appetitanregend. *Scharf* hebt die Körperfunktionen, wirkt stabilisierend auf den Kreislauf und vermindert Ansammlungen schädlicher körperfremder Stoffe. Das Rasa *zusammenziehend* steht für Beruhigung, hilft bei Durchfall, unterstützt die Wundheilung und die Heilung von Gelenkbeschwerden. Zusammenziehendes kann Abmagerung, Durst und Schwäche hervorrufen und bewirkt das bei sich behalten von Winden, Urin und Darminhalten. Schafgarbe bewirkt bei übermäßigem Gebrauch die Erhöhung von Vata, sie beruhigt Kapha und Pitta. Schafgarbe beeinflusst Gewebe, Blut und Plasma sowie Muskulatur und wirkt somit auf die Systeme Kreislauf und Verdauung und auf die Atmung.

Sie wird von ayurvedischen Ärzten im Fall von Erkältungen und Grippe, von Infektionskrankheiten wie zum Beispiel Masern und von Entzündungen, bei Menstruationsbeschwerden, verschiedenen Erkrankungen und Entzündungen des Magens und bei Abszessen eingesetzt. Schafgarbe vermindert Pitta, sie verringert die Gallenproduktion und wirkt heilend bei Entzündungen im Magen-Darm-Trakt. Beruhigende und nervenstärkende Wirkungen und Förderung der Klarheit und der Wahrnehmung sind ebenfalls wohltuende Eigenschaften der Schafgarbe.

Gemeinsam mit Kamille eingesetzt, wirkt die Schafgarbe beruhigend auf den Magen, zusammen mit Salbei werden die Nerven gestärkt und zusammen mit Minze hat die Schafgarbe einen schweißtreibenden, also auch kühlenden und reinigenden Effekt. In Europa ist die Schafgarbe das seit alters her bekannte Frauenkraut schlechthin, das bei allen Frauenbeschwerden hilfreich eingesetzt werden kann. Die Anwendung erfolgt sowohl als heißer oder kalter Aufguss, als Salbe beziehungsweise Paste, als Pulver oder Bestandteil von Tees.

Einige erläuternde Worte zum Kapitel Pflanzenheilkunde im Ayurveda

Natürlich kann dieses Kapitel über die ayurvedische Pflanzenheilkunde die Möglichkeiten, welche die Natur uns Menschen schenkt, allenfalls kurz anreißen und vielleicht weitergehendes Interesse erzeugen. Allen Pflanzen wohnen die gleichen Lebensenergien inne, wie uns Menschen. Einheimische Heilpflanzen, die wir an unserem eigenen Ort finden, stehen in direkter Verbindung mit uns und der Erde. Dies ist ein großes Geschenk. Wir sollten die Gemeinschaft aller Lebewesen anerkennen und dankbar achten sowie auch therapeutisch für uns nutzen, was uns die Natur mithilfe der Pflanzen zur Verfügung stellt.

Westliche Pflanzen sind ebenso gut wie Orientalische, wenn sie an einem Ort gewachsen sind, an dem gute Lebensbedingungen für sie herrschen. Wie und wo die Pflanze gewachsen ist, gibt uns Hinweise auf die in ihr gespeicherte Heilkraft. Entlang einer stark befahrenen Straße sind die Lebensbedingungen für eine Pflanze so ungut, dass sie mit vielerlei Giftstoffen kämpft und kaum heilende Energien speichern kann. Pflanzen, die im Wald oder auf einer relativ unberührten Wiese wachsen, sind da viel besser dran. Und die Heilstoffe, die ihnen innewohnen, sind auch für uns Menschen heilsam. Der unmittelbare Kontakt mit der Pflanze, die uns mit heilsamen Dosha-Energien und die für uns notwendigen Rasas versorgt, hat einen besonderen Wert.

Pflanzen wachsen wild, sie sind frei zugänglich. Sie sind kraftvoll, frisch und wirkungsvoll in der Anwendung. Wenn wir uns dafür öffnen, dann finden wir plötzlich genau die Pflanzen, die wir brauchen, um unser inneres und äußeres Gleichgewicht zurückzuerlangen. Darum: Lassen wir die Pflanzen vor unserer Tür doch wieder zu geachteten und geliebten Helfern im Leben werden.

10. Kapitel: Welche Vorurteile oder Kritiken an Ayurveda gibt es aus westlicher Sicht und sind diese berechtigt?

Ayurveda gilt als nicht wissenschaftlich, sondern eher als ein philosophisch-spirituelles System, das wissenschaftlich nicht wirklich abgesichert ist. Zusätzlich nutzen viele westliche Anbieter die spirituellen Lehren des Ayurveda, um ihre eigenen Glaubenssysteme zu stützen. Oder sie versuchen mittels ayurvedischer Empfehlungen wiederum nur an Symptomen herumzudoktern. Dadurch gerät das jahrtausendealte Heilsystem des Ayurveda in Verruf. Ayurveda ist ein ganzheitliches System, dass auf anderen Denkmodellen als die westliche Medizin aufgebaut ist,

aber es können in diesem System in der Krankenbehandlung vorhersehbare und immer wieder wiederholbare, also auch nachweisbare Ergebnisse erzielt werden. Dafür können schlussendlich anhand der Krankenakten ayurvedischer Ärzte auch die notwendigen Belege erbracht werden.

Des Weiteren gibt es das Vorurteil, dass Ayurveda nicht sofort wirke und für die Krankenbehandlung zu viel Zeit benötigt würde. Das stimmt nicht. Viele Beschwerden können innerhalb kurzer Zeit gelindert und zum Abklingen gebracht werden. Und mit der Behandlung hat die ayurvedische Heilkunde dann auch noch zur Förderung des allgemeinen Gesundheitszustandes beigetragen. Chronische Krankheiten brauchen auch im Ayurveda eine längere Behandlungszeit. Aber das ist in der westlichen Medizin genauso. Der Unterschied spricht für die ayurvedische Form der Behandlung, bei der der Patient dauerhafte Heilung oder zumindest nachhaltige Besserung erfährt, während westliche Medizin oft nur Symptome unterdrückt und dadurch für den

Patienten zusätzlich zur Krankheit auch noch viele zu erduldende Nebenwirkungen kommen.

Wenn aber Menschen meinen, Ayurveda habe keine Nebenwirkungen, dann liegen sie falsch. Ayurveda hat zum einen viele positive Nebenwirkungen: Der Allgemeinzustand wird besser, das Gewicht reguliert sich, der Mensch gewinnt an innerer Zufriedenheit und möglicherweise an Lebensqualität und anderes mehr. Aber auch weniger angenehme und sogar schwerwiegende Nebenwirkungen gibt es bei Ayurveda-Behandlungen auch. Deshalb sollten klassische Ayurveda-Behandlungen wie die Panchakarma-Kur und andere von einem entsprechend gut ausgebildeten Heiler, Therapeuten oder Arzt durchgeführt oder zumindest begleitet werden.

Da es hier im Westen auch immer eine Nebenwirkung neuer, vorher unbekannter Möglichkeiten ist, Menschen anzuziehen, die das schnelle Geld machen wollen, liegt es in der Verantwortung der Hilfe suchenden, sich den Ayurveda-Therapeuten genauso sorgfältig auszusuchen, wie vorher den behandelnden Arzt. Hüben und drüben muss man heute überlegen, wem man vertraut. Und ein Wegweiser ist der allererste Eindruck und das Bauchgefühl.

Ist es richtig, erst die Schulmedizin und dann Ayurveda oder auch beides gleichzeitig zu nutzen?

Die meisten Menschen mit chronischen Krankheiten hatten bei uns keine anderen Möglichkeiten als die Angebote der westlichen Medizin. Sie haben also möglicherweise damit viel Zeit verloren, an Symptomen zu doktern, und dennoch sind sie nicht gesund geworden. Wäre dem nicht so, dann bräuchten sie Ayurveda nicht. Aber in dem Moment, wo die ayurvedische Behandlung gewählt wird, muss sich der Patient entscheiden. Denn die ayurvedische Heilbehandlung kann nicht nebenbei und vermischt mit anderen Maßnahmen geschehen, sondern erfordert vom Patienten vollen Einsatz und gewissenhafte Mitwirkung. Das Einzige, was Sie zu Ihren eigenen Gunsten prüfen müssen, wenn Sie eine schwerere, schon chronisch gewordene Erkrankung haben, ist, dass Ihr Therapeut eine ärztliche Ausbildung und eine fundierte ayurvedische Ausbildung (Studium) dazu hat, wie viele indische Ärzte heute, und dass er ganz genau weiß, was er tut.

Heilmittel werden im Ayurveda aus verschiedenen Substanzen gemischt, und wie vieles andere auch im Internet verkauft. Und eine Untersuchung hat gezeigt, dass einige Angebote mit Schwermetallen versetzt sind, die schädlich sind. Dieses Risiko schädlicher Medikamentenmischungen kommt zustande, weil es in Indien nicht die gleichen Kontrollen für die Zusammensetzung von Heilmitteln gibt und die entsprechenden Hersteller manchmal anderes als die Gesundheit der Konsumenten im Auge haben. Achten Sie bitte darauf, dass Ihr Ayurveda-Therapeut, wenn er Heilmittelzusammenstellungen für Sie nutzen will, dann entweder die Zutaten (Pflanzen, Kräuter, Heilerde, Öl und anderes) individuell für Sie zusammenstellt oder Ihnen eine Liste gibt, mit der ein Apotheker Ihres Vertrauens diese Mittel zusammenstellen kann. Fragen Sie nach Inhaltsstoffen und lassen Sie sich erklären, welche Mittel wozu verwendet werden. Es ist Ihr Recht, vor Vergiftungen oder anderen Schäden sicher geschützt zu sein. Und jeder verantwortungsbewusste Ayurveda-Arzt wird da der gleichen Meinung sein.

Schlussgedanken

Ayurveda ist mehr als eine neue esoterische oder spirituelle Heilslehre mit zweifelhaften Erfolgsaussichten. Es ist auch mehr als ein Wellnessangebot. Ayurveda hat das Potenzial Körper, Geist und Seele zu verändern. Wer sich auf Ayurveda einlässt, begegnet ganz neuen Denkansätzen und Modellen vom Leben. Er muss umdenken und dazulernen. Wer sich mit Ayurveda besser fühlen möchte oder gesünder leben möchte, findet dazu Möglichkeiten. Wer eine Behandlung mit Ayurveda anstrebt, auch wenn es nur eine allgemeine Entgiftung, Abnehmen oder „sich vom Stress ein Stück weit befreien", sein soll, der muss zumindest vorübergehend viele Angewohnheiten ändern und sich dazu bereitfinden, mit ganzem Herzen dabei zu sein.

Aber es lohnt sich, denn Ayurveda kann tatsächlich das, was in der Lehre und im aktiven ayurvedischen Leben angestrebt wird. Ayurveda unterstützt ein gesundes, zufriedenes und langes Leben. Und Ayurveda bietet für viele Krankheiten eine erfolgreiche Behandlung und anschließende Verbesserung des Zustandes oder die komplette Heilung, die wir uns wünschen, an, weil es nicht nur Symptome behandelt, sondern nach den Ursachen forscht und im Rahmen der ayurvedischen Lehre Möglichkeiten findet, diese zu beheben.

Selbstverständlich gibt es auch im Westen nicht wenige Ärzte und Therapeuten, die ganzheitlich heilen wollen und offen dafür sind, von anderen zu lernen. Solche Heiler sind bereit, eingefahrene Pfade und Vorschriften von außen zu verlassen, zum Wohle der Patienten. Und möglicherweise gibt es umgekehrt Wissen und Erfahrungen auch durch westliche Wissenschaft oder westliche Tradition, die geeignet sind, die ayurvedische Lehre zu bereichern. Damit Patienten vom Wissen hüben und drüben profitieren können, wäre wohl ein Weg des

Ausgleichs, und ein Streben nach dem optimalen Gleichgewicht zwischen den unterschiedlichen Systemen, Ansätzen und Denkmodellen wünschenswert.

www.ingramcontent.com/pod-product-compliance
Lightning Source LLC
Chambersburg PA
CBHW070217230526
45471CB00002B/966